# 经方误案

## 得失录 ②

• 陈日含 著

全国百佳图书出版单位
中国中医药出版社
·北 京·

**图书在版编目（CIP）数据**

经方误案得失录. 2 / 陈日含著. -- 北京：中国中
医药出版社，2025.1. --（中医师承学堂）
ISBN 978-7-5132-9083-8

Ⅰ. R241.2
中国国家版本馆 CIP 数据核字第 2024AB9308 号

**中国中医药出版社出版**

北京经济技术开发区科创十三街 31 号院二区 8 号楼
邮政编码　100176
传真　010-64405721
廊坊市佳艺印务有限公司印刷
各地新华书店经销

开本 710×1000　1/16　印张 15　字数 253 千字
2025 年 1 月第 1 版　2025 年 1 月第 1 次印刷
书号　ISBN 978 - 7 - 5132 - 9083 - 8

定价　62.00 元
网址　www.cptcm.com

服 务 热 线　010-64405510
购 书 热 线　010-89535836
维 权 打 假　010-64405753

微信服务号　**zgzyycbs**
微商城网址　**https://kdt.im/LIdUGr**
官 方 微 博　**http://e.weibo.com/cptcm**
天猫旗舰店网址　**https://zgzyycbs.tmall.com**

如有印装质量问题请与本社出版部联系（010-64405510）
版权专有　侵权必究

# 朱 序

许跃远教授，首创经脉医学和微观脉学，开创中医脉法诊断现代医学疾病之先河，被称为一代脉神！

2010 年家父应邀为世界中医药学会联合会首届脉学专业委员会成立大会投稿，并获资料汇编。他遍览汇编中各脉法，叹我中医学宝库蔚为大观。嘱我"到合肥，拜许跃远老师学习脉法，拜顾植山老师学习五运六气"。

2015 年，许师新书付梓，家父在亲身体验许氏脉法之神奇后欣然为其作序，谓："切脉视人体如琉璃般透明，脏如悬珠！他是脉学新理念的开拓者。"

同年，在许师象脉学师承班上，我初次结识陈日舍医师。日舍师弟在脉学班上异常刻苦，勤学好问，很快掌握了许氏脉学大多数脉法技能。

学习班结束后，日舍师弟不仅在临床上大量实践，还积极参加社会公益义诊，脉学技能得以长足进步。正如古人云：熟读王叔和，不如临证多。他也时常在学习群里面分享成功的脉学案例，每使新学员茅塞顿开。

在许跃远老师的谆谆教诲下，历经多年的脉法学习与实践，日舍师弟的脉诊技能不断提高，成为众多弟子中佼佼者之一。他总结多年案例，并在许师的指导下主编完成了《许跃远象脉学临床实录》，总结分享了中医临床上常见疾病脉象诊断的经典案例。

此后，日舍师弟又将许氏脉学应用于《伤寒论》的六经方证辨证，特别是与冯世纶教授之六经八纲解伤寒的体系相融合，总结并提出新体系：经方脉法。并出版新著《经方脉法》。

《经方脉法》所创体系拓展了许氏脉学在《伤寒论》方面的应用。将许氏脉学的应用提高到一个新高度。作为许氏师承弟子，日舍师弟既有传承又有创新，可喜可贺！

多年来，日舍师弟不但勤于临床，而且笔耕不辍。欣闻日舍师弟又有新作《经方误案得失录》《经方误案得失录 2》即将付梓。作为同门，近水楼台，先睹为快。

　　我惊奇地发现，日含师弟在许氏脉学的基础上，更多地融入中医元素及各家学说，不仅拓展了许氏脉法在《伤寒论》上的应用，而且融合了冯世纶教授六经八纲解伤寒体系，融合了朱良春国医大师双重诊断理念，形成"六经八纲——疾病症状"辨证辨病脉法。

　　在治疗用方上，不但遵从伤寒论六经辨证，遵从经方原方原量、原配伍比例使用原则；又遵古不泥古，据脉灵活拆方加减，发展了《伤寒论》水湿痰饮病机理论及活血化瘀理论；遵《伤寒论》之精神，而用各家之精妙；弃《伤寒论》目前难找的虫类药：虻虫、䗪虫、蛴螬等，代之国医大师朱良春所提倡的蜈蚣、全蝎、僵蚕、蝉蜕等虫药。不但注重现代疾病的精准诊断，亦注重传统中医阴阳气血。六经八纲脉法，从宏观和微观角度解读了阴阳、八纲、六经辨证脉法。

　　书中有诸多亮点，如心脉晕中，心分阴阳，左心为阳，右心为阴；肾分阴阳，肾皮质脉晕为阳，肾盂脉晕为阴等，并且附有详尽的案例，这彰显了微观脉法中中医辨证的新特色。再如，灼热感脉象为热性病机，冰冷感脉象为寒性病机，对寒热病机微观脉法的辨证，亦让人耳目一新。

　　日含师弟聪慧过人，笃勇精进。在许师的无私传授和他自身的努力下，长此以往，定能在脉学领域开拓一片新天地！

　　今应日含之邀，乐而为序！

朱幼春

甲辰年立秋日

　　**注**：朱幼春（曾用名：朱又春），男，生于1951年3月，为朱良春国医大师之次子。从医五十余载，任世界中医药学会联合会脉象研究专业委员会第三、四届常务理事，世界中医药学会联合会急症专业委员会首届常务理事，国医大师朱良春教授学术经验传承人，安徽省许氏脉法非物质文化遗产学术传承人，南通良春中医药科技有限公司总经理，临床研究所书记兼副所长。

# 自 序

本书《经方误案得失录2》亦作为《经方脉法》的配套脉案之一。前面《经方误案得失录》主要讲述宏观脉法的四大病机、十二病机及六经脉法。而本书，同样讲述四大病机、十二病机及六经脉法。那么，有何区别呢？本书主要阐述的是微观脉法的辨证论治。

作者师承许跃远教授的许氏脉法，并师承冯世纶教授的六经八纲解伤寒体系。作者尝试将两者融合，将许氏脉法应用于六经八纲辨证法中。经过多年的努力实践总结，前面的《经方脉法》体系已基本完善，相应的脉案《经方误案得失录》亦在结稿付梓中。

但总觉得不甚完美。

原因何在？

笔者恩师许跃远教授的许氏脉法体系庞大，其微观脉法是该体系的精华部分。它精于现代西医疾病的精准诊断，其理论实践基础根植于现代解剖学，重视生理解剖形态脉象图腾，也重视疾病解剖形态脉象图腾等，对中医脉学在现代西医疾病精准诊断方面的贡献是重大的。

然而，许氏脉学因许老师出身西医，研究重点倾向于利用现代解剖学充实中医脉学的理论与实践，更倾向于现代西医疾病的精准诊断研究。对传统八纲、六经脉法的涉及较少。而六经八纲解伤寒体系又急需八纲、六经脉法相应的脉法体系。

笔者经多年临床实践，在许氏脉法基础上融入中医元素，特别是在许氏微观脉法基础上大量融入中医元素，用微观脉法体系的方法论来解读中医的阴阳、八纲、六经、三焦等理论，提出并建立了一系列微观脉法辨证体系，包括微观阴阳脉法、微观八纲脉法、微观六经脉法、微观三焦脉法等体系。当然，后续还有三魂七魄脉法、情志心理脉法等脉法体系，因不在本书范围内，故暂略。

笔者用微观脉法的形式解读阴阳、八纲、六经、四大病机、十二病机、三焦等理论，并建立相应的微观脉法体系。这些体系用来指导阴阳、八纲、六经、四大病机、十二病机及三焦等微观脉法的辨证。

为了更形象地展示微观辨证脉法，我们特意编写了《经方误案得失录 2》。希望通过本书，大家能够了解并掌握微观辨证脉法，进而服务于临床。

本书的撰写，由于时间仓促、经验不足、水平有限，错误在所难免。本书初步提出的微观辨证脉法亦有待进一步成熟和完善。

本书供师长批评指正，供同仁参考。

陈日含

2024 年 9 月 1 日

# 目 录

案一 寒热如何定？一指定真寒 ······················································· 1

案二 指下冰冷感，真寒无须辨 ······················································· 6

案三 热性灼热，指下定真热 ·························································· 11

案四 寒热错杂，上热下寒 ···························································· 17

案五 厥阴寒热，下焦虚寒 ···························································· 22

案六 厥阴之病，阴厥于里 ···························································· 28

案七 实大有余，实大刚硬 ···························································· 36

案八 太阳表实，实大刚硬 ···························································· 42

案九 虚小不足，虚弱无力 ···························································· 49

案十 太阳表虚，相对不足 ···························································· 54

案十一 少阴表阴，表虚寒证 ·························································· 59

案十二 形大饱满有力实，指下灼热热 1 ············································ 64

案十三 形大饱满有力实，指下灼热热 2 ············································ 70

案十四 形大饱满有力实，指下冰冷寒 ·············································· 76

案十五 实寒腰痛双腿麻，形大饱满又冰冷 ········································· 81

案十六 瘦小塌陷无力虚，指下冰冷寒 ·············································· 86

案十七 虚寒病机有轻重，指下冰冷透天机 ········································· 91

案十八 阳痿有表证，虚寒致不育 ···················································· 98

案十九 瘦小塌陷无力虚，指下灼热热 ············································· 105

案二十 气滞弦有力，紧绷隆起成弦滞 ············································· 111

案二十一 紧绷隆起成弦滞，亦见微观弦边脉 ······································ 117

案二十二 涩脉主瘀血，颗粒粗糙主瘀血 ··········································· 122

案二十三　隐性冠心病，心脉瘀血阻 ································· 128

案二十四　肺炎咳嗽，黏胶属痰 ································· 133

案二十五　胸腔积液，水滑属饮 ································· 138

案二十六　黏胶属痰，水滑属饮，黏腻水湿 ················· 145

案二十七　心衰有心饮，心脉分阴阳 ························· 150

案二十八　肾分阴阳，外阳内阴 ································· 157

案二十九　食积关浮涩，颗粒黏腻胃积食 ················· 165

案三十　　腑实尺沉大，肠腑团块为腑实 ················· 170

案三十一　虚软无力气，塌陷无力气虚弱 ················· 177

案三十二　细小血中虚，瘦小血中虚 ························· 182

案三十三　小脉阴津亏，纤瘦阴津亏 ························· 188

案三十四　太阳病脉 ············································· 194

案三十五　少阴病 ··············································· 200

案三十六　少阳病：紧绷隆起成弦滞。上焦轻灼热，中焦瘦营虚 ········· 206

案三十七　厥阴病：瘦小隆起成弦滞。上焦轻灼热，下焦冰冷寒 ········· 212

案三十八　阳明病：形大饱满有力实。指下灼热热，团块为腑实 ········· 218

案三十九　太阴病：瘦小塌陷无力虚。指下冰冷寒，黏腻水滑痰 ········· 223

经方脉法微观脉法诊断大方向口诀简版 ·················· 229

# 案一 寒热如何定？一指定真寒

以八纲来解读《伤寒论》，可谓最通俗易懂，可以说八纲是《伤寒论》六经辨证的本质，也是胡－冯六经八纲解伤寒体系最核心的理论之一。

冯老常说："六经本可废。"六经既废，何以代之？八纲代之！八纲能否完全取代呢？实际上不能！八纲缺少了半表半里的病位，少了上寒下热、寒热夹杂这一复杂类型的八纲疾病总结。

《伤寒论》特别总结出八纲辨证当中最完备最常见的组合类型：表阳证、表阴证、里虚寒证、里实热证，高度总结了八纲辨证当中最常用的几大类型。

但这远远不够，欠缺的是半表半里的类型。

因而，八纲辨证增加了半表半里病位并演变为六经辨证，并以六经的形式来归纳，形成了以下八纲辨证组合：表阳证→太阳病、表阴证→少阴病、里虚寒证→太阴病、里实热证→阳明病、半表半里阳证→少阳病、半表半里阴证→厥阴病。

这种组合高度地概括了临床上几乎所有的八纲辨证类型，并以六经的形式命名。实际上，六经辨证本来并不复杂，因"误读传统"导致医生感到混乱！

所以，我们只要透彻地理解八纲以及八纲的辨证，便能抓住六经本质。

如何正确理解八纲呢？或者说，如何快速地用八纲诊断呢？在《经方误案得失录》里面，我们详细探讨过，但并非尽善尽美。通过以下案例，大家或许会发现，单凭宏观脉法来定八纲，还有些许不足！

微观的脉法如何速定寒热？我们先来看看八纲之寒如何速定。

## 病案举例

笔者曾治一咳嗽案例。初诊：2019 年 9 月 13 日。

患儿林某，女，9 岁。以"反复咳嗽 1 月余"为主诉求诊。患者奶奶代述，患儿于1个月前因畏冷、发热、咳嗽送往当地医院诊治，经住院1周后出院后遗咳嗽至今，自行服用枇杷露、川贝枇杷膏等中成药不愈而求诊于我处。

"拖了1个多月了，只能来找您了。"她奶奶抱怨地说着，言语中却充满信任。

"当初有拍片吗？"

"肯定啊，每次去医院都要拍肺CT！"

"还是支气管肺炎吧？"她之前也是这样子，拖了很久，我顺口问道。

"这次比较严重，说是大叶性肺炎，被吓得住院，不然当初就来找您。"奶奶严肃地回复着。

"一个星期后复查，双下肺还有少许炎症，真不想静滴那么久，就出院了。没想到一咳就1个月。孩子精神都不好，看下巴都尖了，瘦了不少。"奶奶满眼忧愁，一脸心疼。

"双下肺还是有一些炎症的，血常规指标不高，支原体阴性！应该吃吃中药就可以，别紧张。"我一边查看着相关的检查单及影像报告单，一边回复着。

脉诊：双寸浮数。

## 经方脉法思路分析本案

脉诊："双寸浮数。"（心率100次/分，注：8~14岁儿童心率的正常范围是70~100次/分。）

依据"实热：洪大滑数热，指下有力实"病机判断原则，患儿出现脉数，属实热病机。

再依据"阳明病：里实里热，实大阳明"六经判断原则，患者出现实热病机，为阳明病。

依据"浮脉病在表"病位判断原则，患儿出现双寸浮数，表证未除。

再依据"太阳病：表实表虚，实浮太阳"六经判断原则，患者出现表证病机，为太阳病。

综合上述分析：患儿为太阳阳明合病。

依据太阳阳明合病找六经常用经方，又以咳嗽为主症者，最常用的就是麻杏石甘汤。鉴于患者咳嗽明显，又属于里热证，我们在麻杏石甘汤中,加上枇杷叶、僵蚕、蝉蜕等寒凉化痰止咳之药,以增强止咳之效!

于是拟方麻杏石甘汤加枇杷叶、僵蚕、蝉蜕,3剂。

麻杏石甘汤证在肺炎当中常见,在小儿咳嗽当中也特别常见,患儿脉象、症状都符合表寒里热之证,如今脉症合拍,无有不愈之理,3剂可定乾坤!

"3天吃了应该就好,没有好再吃3天。"我信心满满!

"对,她就得吃你的药才好!"她奶奶同样信心满满!

**二诊:2019年9月16日。**

中医门诊儿科患者甚多,这种小事我早已忘却到九霄云外,况且又不是大病,简单的咳嗽,倘若治不好,还开什么中医诊所呀。

但这份自信很快就遭遇了挑战。

"大夫,这次怎么没好啊?好像咳得更厉害了!特别是晚上加重了。"3天前的患儿及奶奶出现在我面前,口气特别着急。

"这……有着凉吗?这两天吃了什么?"我抬头望着,心中觉得不可能,应该好了才对呀。

"没有呀,孩子都跟我睡,晚上起来都盖被子,小心着呢!"她奶奶解释道。

是的,如果没有特殊的原因,确实是我们开药无效,不必在乎其他,应从病机分析,寻找原因入手。

**脉诊:双寸浮数,如旧。**

我在仔细分析了一遍宏观脉象后,好像并无差错,详细查看数脉,心率依旧100次/分。我们参考了8~14岁儿童心率的正常范围是70~100次/分。本患儿100次/分,虽为最高限定,但数脉之断似可行又似不可行!儿童定数脉难在此处。

但假若,本患儿并无数脉,里实热则无从谈起,寒热之辨则谬矣!

假若寒热有误,则大方向之误,岂能有效?

分析至此,心中疑惑顿生!难道真的寒热有误?今又如何辨之?

宏观脉象双寸浮数,所能提供的信息有限。既无明显的紧脉,又无明显的洪大脉,再深究宏观脉象,难获更多信息。既然宏观脉象无法提供更多辨证信息,应从微观脉象入手。

**微观脉象:右肺脉晕浮起,肺表及肺内久候有冰冷指感。**

当我感知到此脉象时,所有疑惑一扫而空。指下既为冰冷指感,大概率为寒象！处于右寸下之肺脉晕，当知寒邪居肺中，阴寒凝聚，指下则感知到相应的冰冷感。

依据"寒：寒性收引，寒性下沉。寒饮冰冷，寒凝迟缓"病机判断原则，患儿出现右肺脉晕久候冰冷指感，属寒性病机。

依据"脏浮病在表"及"形沉病入里"的微观脉象病机判断原则，患儿出现右肺脉晕浮起，为表证未解。同时有肺表及肺内久候冰冷指感，则表里皆有寒邪。

再依据"太阳病：表实表虚，实浮太阳"及"太阴病：里虚里寒，虚弱太阴"六经判断原则，患者出现表寒病机，为太阳表实寒证；患者出现里寒病机，为太阴病里寒证。

此次非常明确：太阳太阴合病，太阳表实寒证合太阴病里寒证。

太阳太阴合病的表里同寒，可选小青龙汤。

拟方：小青龙汤 3 剂。

**三诊：2019 年 9 月 19 日。**

"医生，宝宝几乎不咳了，但是不太爱吃饭，不用去复查 CT 吧？"意料中的疗效来了！患儿奶奶表情轻松，用愉快的口吻讲述着。我也特别开心。

**脉诊：宏观脉象显示双寸浮，左关稍沉；微观脉法则见肺表及肺内稍冰冷指感，左关胃内黏腻颗粒脉晕。**

与二诊脉象对比，宏观脉浮脉仍在，表证减而未解；微观脉冰冷指感已减，寒象已除但未尽，却增左关胃内黏腻颗粒脉晕，考虑积食。既有咳嗽主症，又有寒邪，今有积食，非莱菔子莫用。

拟方小青龙汤加莱菔子 3 剂。

后微信告知咳嗽已愈，患儿食欲大开！

## 回顾病案

本医案是中医临床上非常常见的一个小案，其中所碰到的问题也是中医医生临床上天天要面对的寒热之分。这偏偏是基础中的基础，却也容易出错。

八纲辨证中，寒、热、虚、实为八纲之核心，被称为四大纲，也称为四大病机，是中医辨证中大方向的最大方向。四大方向一出差错，全盘皆输。因此，我们要对四大纲的诊断有非常明确的依据，准确判断，确保大方向无误，疗效方可保证！

怎样才能确保这个大方向无误呢？经方脉法的宏观脉法加上微观脉法，几乎可以不出差错！

我们回顾上面病例。从一诊中可以看出：宏观脉法有时采集到的信息非常有限，在寒热的判断中，也常处于模棱两可的状态。每当这时，我们就非常依赖微观脉法。

在二诊时，我通过微观脉法明确了肺部的冰冷指感脉晕，从而纠正了寒热的判断。不再因一诊中小儿脉搏 100 次 / 分钟、脉象是否属于数脉而困扰；也不再因缺乏足够依据，而无法对寒热进行准确判断。

在三诊的疗效验证下，我们完全确定：微观脉诊中，冰冷指感脉晕可以明确判定为寒性。为了让以后的诊断更加快捷，我们定下了以下口诀："寒性冰冷。"

那是否只要患者出现"寒性冰冷"脉晕，就可以排除其他指征，明确诊断为寒性病机呢？带着这个疑问，我们进行了多次临床实践。

大家可以跟进后续案例，一同进行寒热诊断！

# 案二　指下冰冷感，真寒无须辨

从微观脉法循得指下冰冷感脉晕来判断寒性病机，是否适用于所有寒性患者？或者说，"寒性冰冷"的口诀能否成为寒性病机的诊断金标准？我们仍需要大量病例来验证。

特别是当大多数症状及宏观脉象并没有足够特征来支持其属于寒证时，单凭出现冰冷感脉晕，能否诊断为寒性病机？

带着这个疑惑，我们历经了许多病案，但都不典型。直到我们遇到以下病案，才定下了真寒判断原则。

大家一起来看。

## 病案举例

笔者曾治一痛经案例。初诊：2019年11月22日。

患者张某，女，26岁，以"反复痛经13年"为主诉求诊。患者13岁初潮，初潮即痛经。用她的话来说，自从长大成人后一直被痛经折磨至今。患者的家长在某三甲医院任职，是纯粹的西医生。这次带女儿来找我纯属意外。原因竟是她女儿朋友同样是有痛经，在她这里吃了10年的止痛药。后面经我用中医治疗1年后痛经未曾复发。此事对她有较大震撼。但历经一年才来，也证明了她曾经的怀疑和挣扎，到最后才不得不相信中医的疗效。

"陈主任好，经同事介绍，我带姑娘来找您瞧瞧。"

"哦，你好！你好！请多多指教。"我急忙起身，与她握手，客套地寒暄着。一个三甲医院的大主任来小门诊，是蓬荜生辉。这一点我们有自知之明，我心里想着。

"我女儿痛经，听说你们中医调理能好。"言辞中似乎掩盖不住不信任。

"哦，中医是可以治好痛经的，不用止痛药，也不用激素。"我非常肯定地说。跟她讲很多道理和医学原理，她或许比我更清楚，大可不必多此一举。

"是的，我女儿的朋友是你治好了，1 年没再痛经。"她似乎不仅仅是为了附和我，而是非常肯定地说。因为她讲这句话时，眼睛里充满了光！很明确，这个病例对她有较大震撼。后来我才知道她女儿的朋友在她这里历经 10 年止痛药加激素未愈。虽然西医学对痛经的定义是生理性的，但可以想象她女儿的朋友对这个同学的主任老妈应该是十分崇拜的。在崇拜仰视的眼神里，治疗了 10 年未好，再大的主任内心也难免有挫败感。不知她是怎样面对着一个 10 年都治不好的患者的。

"每次都痛得怀疑人生，我妈只会让我吃止痛药，下个月又痛！"患者先是述说，而后抱怨地转头看着她妈妈。

"是的，痛经不是病，痛起来要人命。"我安慰道。

"我朋友明明在你这边看好了，我妈妈质疑了很久，还不让我来！"她似乎又在抱怨。

"你妈妈也没错，开止痛药和激素原则上都是对的。自家女儿，她当然选择更加谨慎！"我帮她妈妈辩解道。

"主任，您真好！还会说西医的好话，我妈不相信中医！"小姑娘毫无掩饰地说。

"对了，主任，我平时白带还偏多，偏黄，偶尔有异味，还有痔疮，会出血，小便也黄，是不是下焦湿热呀？"患者很有中医功底地补充道。看来之前做了不少功课。在西医的家庭里，有这么一个中医爱好者，值得点赞！

"不错不错，你怎么懂这么多呀？"我毫不吝啬地鼓励道。

**脉诊：双寸浮细缓，双尺沉细短。**

## 经方脉法思路分析本案

**脉诊：双寸浮细缓，双尺沉细短。**

依据"浮脉病在表"病位判断原则，患者出现双寸浮，表明表证未除。

再依据"太阳病：表实表虚，实浮太阳"六经判断原则，患者出现表证病机，为太阳病。

依据"沉脉病入里"病位判断原则，患者出现双尺沉，表明下焦里证。

依据"**血虚：细小血中虚**"病机判断原则，患者出现细脉，为血虚病机。双寸浮细，为人体表层之血虚，即为营血亏虚，表现为表虚证；双尺沉细，为体内血虚之证。

再依据"**太阴病：里虚里寒，虚弱太阴**"六经判断原则，患者出现里血虚病机，为太阴病血虚病机。

综合判断，患者为太阳太阴合病，即太阳表虚证合太阴里血虚证。

依据六经经方常用药方，可选用当归四逆汤。

问题来了！

患者出现白带多、色黄、异味、便后出血、小便赤黄等症状，多为下焦湿热之症。然而，从脉象中并未见热象，此症如何解释？

是否有轻度的湿热之象未从脉象中表达出来？为了覆盖所有病机，我们在当归四逆汤中加入了三妙散。

三妙散由苍术、黄柏、牛膝组成，专攻下焦湿热。因阳明里热证不明显，我们特意减少了苦寒的黄柏的用量。

拟方：当归四逆汤合三妙散（汤），5 剂。

**二诊：2019 年 11 月 27 日。**

候诊厅内，患者母女坐着。姑娘倾斜着头靠在妈妈肩上，面色㿠白，一言不发，显得十分虚弱。原来适逢经期，这次痛经并未缓解，反而特别剧烈。但姑娘拒绝再吃止痛药，认为她妈妈之前推荐的止痛药都未奏效，继续服用没有意义。

"昨天来月经，今天痛得厉害，不吃西药了！"她妈妈无奈地苦笑着讲述病情。可能同为医生，她理解 5 天的药并不能一次见效。或许她自己 10 年都未治愈痛经，因此对疗效也没有太多期待。在讲述过程中，她脸上一直带着微笑，并无责怪和对疗效不满之意。我想更多是对同行的理解吧。

"吃药 3 天，白带不黄了，小便也清了一点。第 4 天来月经，今天痛得够呛！我不想吃那个止痛药，吃得胃疼了，我妈还叫我吃。"姑娘有气无力地说着，说到止痛药时还回头白了妈妈一眼，似乎对止痛药有了心理阴影。

看来，这次痛经确实严重，服用 5 天的中药未能完全缓解。辨证方向是否有误？

我们重新分析了宏观脉象，表证、里证和虚证的判断无误。唯一值得怀疑的是，患者并未见明显的湿热脉象，而我们在药方中却用了寒药。如果这点判断相反，痛经自然无法治愈！

因此，辨证的重点在于寒热之分！宏观脉象难以进一步辨明寒热，须从微观脉象中寻找答案。

微观脉象：双尺脉（子宫卵巢脉晕）上久候有冰冷指感。

依据"寒性冰冷"微观脉法病机判断原则，患者出现冰冷指感则为寒性病机。

再依据"太阴病：里虚里寒，虚弱太阴"六经判断原则，患者出现里寒性病机，为太阴病。

结合宏观脉法分析，患者为太阳太阴合病，即太阳表虚证合太阴里虚寒证。

从以上分析来看，太阴里虚寒、下焦之寒是重点。一诊时用当归四逆汤原则上并无错误，但误在合用三妙散。苦寒之三妙散应为阳明病药方，而对于下焦之寒应选用少腹逐瘀汤或四逆汤等方剂。但多方合用会使药方显得臃肿。我们分析了少腹逐瘀汤的温药成分，主要是肉桂、小茴香、干姜三味温热之品。

拟方：当归四逆汤加肉桂、小茴香、干姜，5剂。

此药方组合既保留了当归四逆汤的太阳、太阴合用框架，又增强了下焦虚寒的温经散寒之力。同时，减去大量化瘀药，使药方更加精简。

经过宏观脉法与微观脉法双结合的诊断，我们精细分析了各可选方剂的优劣点，并严谨地组合了处方，心中充满信心，觉得万无一失！

**三诊：2019年12月2日。**

"主任，中医好神奇，吃了当天的药，下午就不痛了！我好开心！"女儿的表达总是那么直接，满脸洋溢着兴奋的表情，毫不顾虑身边妈妈的感受。

"是的，看她好点，挺开心！"她妈妈客观地表达着，脸上却掩盖不住复杂的情绪！要不是自己女儿病情好转，她肯定会再次否认中医，认为你们这只是偶然的吧！

本病例根据上面原则选用药方，服药一月余，随访3个月，痛经未再复发。

### 回顾病案

本医案中的痛经案例,在临床中尤为多见。病例中的下焦太阴虚寒病机,在痛经所有病因中占比较大。所讲述的病例及用药过程虽平平无奇,但其中揭示的是脉诊的真理!

八纲中的寒热之辨是核心中的核心,准确地判断寒热可谓重中之重!然而,临床上用八纲辨寒热,有从症状出发的,有从舌象观察的,还有从体征判断的,症状纷繁复杂。虽然大多数的辨证并无困难,但仍有少量案例处于模糊的边缘。

为了更加精确地判断寒热,找到寒热诊断的金标准,我们从脉诊入手,对各种脉象进行比较与临床实践。我们从宏观脉法进行寒热辨证,取得了较为准确的结果,但对个别患者在宏观脉法的寒热辨证上仍然处于模糊边缘。

因此,我们进一步探讨了微观脉法的寒热辨证。最终发现,指下冰冷感脉晕是判断寒性病机最精确的方法。"寒性冰冷"这一口诀普适于所有寒性病机的脉诊。只要出现指下冰冷感脉晕,就能够准确判断为寒性病机。

值得一提的是,要获取微观脉法的指下冰冷感脉晕,需要进行专业的训练。当医者能够非常精准地把握指下冰冷感脉晕时,寒性的诊断便变得非常简单明了。

# 案三　热性灼热，指下定真热

前两个案例我们探讨了微观脉法中通过指下冰冷感脉晕来判断寒性病机，并定下了"寒性冰冷"的口诀作为寒性病机诊断的金标准。但寒热是对立统一的，有寒必有热。八纲揭示的是阴阳的对立面，热便是寒的对立面，也是一对阴阳对立的具体表现。

既然寒性病机能够在微观脉法中淋漓尽致地体现，那么热性病机是否也能在微观脉法下精彩展现呢？

我们深入临床，不断验证，终于也取得了热性病机在脉象中最真实的体现。经过许多病案的验证和完善，我们发现热性病机在脉象中的表现同样真实且纯朴。

当您耐心看完以下病案，是否会有同感呢？

## 病案举例

笔者曾治一腹痛案例。初诊：2019年12月6日。

患者黄某，女，44岁，以"反复下腹部疼痛10年余"为主诉求诊。患者自诉在约10年前的一个冬日偶染风寒，后恶寒发热。于当地县级医院就诊，经检查诊断为急性盆腔炎并住院治疗。一周后热退身凉，腹痛缓解而出院。但自此每日必腹痛，并于下午加重，开始并未重视，但腹痛缠绵不愈。后赴省某三甲医院就诊，检查并诊断为慢性盆腔炎。经住院治疗，略有缓解，出院。然而腹痛依旧缠绵不愈，遍寻中西名医皆无果，乃至身心交瘁，精神恍惚。今日，由其女儿带她来我处就诊。

"我妈妈总是说小腹疼痛，但检查了很多次，都说没有大问题，但她疼痛的样子又不是装的。如果是大病，怎么可能坚持10年呢？"她女儿讲述完求医历程后，提出了质疑。我看着她母女俩，一副无助的样子。

"慢性盆腔炎虽然不是大病，但确实较难缠，需要找中医慢慢调理。"我一边翻阅她提供的病历资料，一边解释。

"中医也看了呀！像省名老中医，还有各种头衔的学者，我们都花重金拜访了，怎么就不见好呢？还有人家介绍的民间名中医也去看过了。"说到这里，患者的女儿明显急了，音调提高，语气急促。

"别急，别急！我详细给你研究一下，会好的。这种病虽然难缠，但在我这里成功治愈的案例很多。你也是别人介绍来的吧？"我试图安慰她。

"是的，学校的同事也是有慢性盆腔炎，痛了十几年，在您这边治好的。我看她痛的样子跟我妈一模一样，所以对您特别有信心！"原来是同事介绍来的，怪不得讲述就医过程时逻辑清晰。

"你就放心吧，别人能好，你妈妈也能好。相信我们的运气不会太差。"我进一步安慰道。

"对对对，碰到您肯定有好运气。有您的好医术和好人缘，也肯定伴随着我们的好运气！"泉州人看病讲究缘分，传统就医就有"医生缘，主人福"的民谣。所谓"医生缘"，讲的是患者与医生之间的善缘；所谓"主人福"，讲的是结识好医生是患者的福分。说到这里，患者及女儿明显开心了许多，就医氛围也变得轻松而充满希望。

言归正传，我们切入正题。

"小腹痛，伴随什么症状吗？便秘吗？拉肚子吗？白带多吗？便意频繁吗？口干，恶心吗？"我一连串地炮轰式提问。久病的患者对这类问题都很清楚，她们会快速理解并回答。

"我妈妈说小腹痛，每天都会隐隐作痛，下午加重，便后减轻，没有便秘也没便溏；偶尔会口干，但没有见她明显多喝水；痛的时候没有恶寒，也不出汗，也没有身热，体温一直正常。平时也不怕冷，也不怕热；白带偏多，没有异味，也没有瘙痒，颜色正常。虽然病了10年，体力正常，照样干活，也没见她病恹恹的，有时候真怀疑是假痛！"来看看这段阐述，像不像住院医生在交班时向上级医生汇报？"久病成良医"这句话并非空穴来风。久病的患者常常具备这样的医学常识！虽不成"良医"，但医疗知识已非常"专业化"了！所以我们面对这样的患者，就应以专业化的对答，直达要害，省时省力！

这个患者提供了哪些信息呢？让我们简略归纳分析一下：

"没有恶寒，也不出汗，也没有身热，体温一直正常"→表证不明显。

"下午加重，便后减轻，没有便秘也没便溏"→里证也不明显。

"偶尔会口干，但没有见她明显多喝水，痛的时候没有恶寒，平时也不怕冷，也不怕热"→寒证、热证不明显。

"虽然病了 10 年，体力正常，照样干活，也没见她病恹恹的"→虚证、实证不明显！

但凡想要进行六经辨证或八纲辨证的同仁，一看上面的分析都会感到棘手。

从上面的简要分析可以看出：本患者既没有明显的表证、里证，也没有明显的寒证、热证，更没有明显的虚证、实证！表里寒热虚实都分不清了，何来阴阳？八纲不清又何来六经？

如此模糊的症状，让八纲判断愈加困难，更谈不上六经归类！

初步分析后，我更加同情前面的中医医生了，难怪他们看不好，病情确实复杂！

病症纷杂，切入点：脉诊！别无他路。

**脉诊：六脉稍浮，弦而有力。**

## 经方脉法思路分析本案

**脉诊：六脉稍浮，弦而有力。**

让我们来分析这个脉诊信息，尽管信息有限。但越单纯的脉诊信息，往往说明病机越单纯。心里总是不安，这么长久的病，病机却如此单纯！

依据"稍浮病半表"的病位判断原则，患者出现六脉稍浮，病在半表半里。但病在半表半里有偏阳偏阴之分，偏阳者为少阳病，偏阴者为厥阴病，其阴阳有别，截然不同！

依据"气滞：气滞弦有力"的病机判断原则，患者出现弦而有力脉，为气滞病机。半表半里病都能出现气滞。脉诊有力，无阴证，无细脉，应为阳证。

再依据"少阳病：上热气滞，实弦少阳"的六经判断原则，患者出现实性气滞病机，为少阳病。

综合上述分析，患者为少阳病气滞病机，符合此病机的，可选用小柴胡汤及四逆散。以气滞病机为主，我们选用四逆散。

从经方脉法的思路来分析本案，似乎非常清晰明了，并不复杂。所选药方也典型且无争议！

拟方：四逆散 5 剂。

"这么少的药，这药吃过啊，能好吗？"接到处方，患者姑娘一连串质疑。

"经方！这叫四逆散，少而精，医圣之方，少药可治大病！"我不忘科普。

"好的！谢谢主任！我们相信您。"看，态度瞬间转变！

**二诊：2019 年 12 月 11 日。**

"主任，您再给详细看看吧！我妈说还是一个样。当然应该没那么快。"这天，快下班了，才轮到她母女的号。这会儿，姑娘脸上不急也不躁。5 天没好，也没特别着急，可能病久了，总有那种耐性。

"小腹痛，月经前会加重。下午也会加重。什么药都不灵，我都无语了。"患者话里透着"无语"。这时我才猛地发觉，一诊时她全程一声不吭，原来是真的无语！

"别着急，毕竟 10 年之病，冰冻三尺非一日之寒！"我虽嘴上说着，但心里想着，没效果肯定有原因。

**脉诊：六脉稍浮，弦而有力。与一诊几乎相同！**

我重新梳理了一遍一诊的思辨过程，没有发现漏洞。问题出在哪里呢？我内心充满了疑问。

经方脉法有宏观脉法，有微观脉法。对宏观脉法有疑问，当进一步进行微观脉法。

微观脉象：双尺部出现灼热指感脉晕。

此脉象一出，犹如柳暗花明！让我们来分析一下。

依据"三焦对应"原则：病在上焦应双寸脉异常，病在中焦应双关脉异常，病在下焦则双尺脉异常。患者出现双尺部灼热指感脉晕，说明病在下焦。这与患者有小腹疼痛症状相吻合。

那灼热指感脉晕如何解释？

指下尺脉有灼热之感，表明脉内有邪热壅盛，热邪蒸腾于脉外，故指下可感知灼热。由此推断，下焦定有邪热壅盛！

再依据"阳明病"的六经判断原则："里实里热，实大阳明。"患者出现里热病机，可判定为阳明病。

综合一诊宏观脉象的少阳病机，此应为少阳病与阳明病合病。

依据六经常用经方，少阳阳明合病首选大柴胡汤。考虑到腑实症状不明显，故大黄用量应少。

拟方：大柴胡汤 5 剂。

**三诊**：2019 年 12 月 16 日。

"主任，我妈妈吃了那个药以后一直拉肚子，每天四五次，但是小腹竟然不痛了。"患者姑娘一进门诊就迫不及待地讲述着，脸上满是惊奇。

**脉诊。**

宏观脉象：六脉稍浮而弦，与二诊相比，有力脉象已平复。

微观脉象：双尺部灼热指感脉晕稍减，与二诊相比，灼热感有所好转。

依据二诊分析，灼热指感脉晕为阳明里热之象，现好转说明阳明里热已减轻。

药既对症，病机未变，继续守方治疗。

患者后续一直以大柴胡汤为基础方加减治疗，1 个月后病愈。愈后约 8 个月，即 2020 年 9 月，患者介绍并带其他患者来诊。随访得知，患者本人小腹痛未曾复发。

值得一提的是，患者在病情好转后，性格开朗了许多，非常健谈，常与病友交流，与之前那个"无语"的状态判若两人！

真心感慨，病久了，确实会让人变得沉默寡言。

## 回顾病案

本医案中的腹痛案例，虽属临床常见，却蕴含了重要的八纲原理和寒热机制。

或许有人会问，你的病案为何都显得平庸无奇？不过是些小病小痛。确实，我们的初衷是帮助医生在处理最常见疾病时，能做出最基础且准确的大方向判断。只有大方向判断无误，细节上的治疗才会更加得心应手。

反复强调的八纲辨证，正是这里所说的大方向，偏偏有人不信，认为阴阳、寒热、虚实、表里这八个字谁还不懂？然而，当临床疗效不佳时，我们才发现，原来真的是在大方向上出了差错，真的还没有完全理解。

为了更深刻地理解八纲，并在临床中准确把握八纲辨证，我们在本医案中再次讨论八纲之热性判断的金标准。

八纲之热性判断的金标准是什么？让我们再次回顾本案。

本案一诊时，宏观脉象为六脉稍浮，弦而有力。初判为少阳病，用四逆散，但服用 5 剂未见效。于是我们深入研究，发现单纯的宏观脉象有所遗漏。

一诊时，微观脉象显示双尺部有灼热指感脉晕。我们尝试用中医思维解读，认为既然有"灼热指感"，就必有热象，属于热性病机。这种直观的判断方法，在后续无数病案中得到了验证。

当我们一次又一次地确认：微观脉法中的灼热指感脉晕就是热性病机的标志时，我们不禁感叹：大道至简！

基于上述医案，我们总结了热性病机的口诀："热性灼热。"与之前的寒性病机口诀"寒性冰冷"相呼应。

大家是否从这两个案例中感受到了脉象原理的朴素与简洁？

# 案四 寒热错杂，上热下寒

微观脉法中，指下冰冷感脉晕用于判断寒性病机，口诀为"寒性冰冷"；指下灼热指感脉晕则用于判断热性病机，口诀为"热性灼热"。

这些异常脉象通常不会遍布三关六部，而常局限于某一部。既然可局限于某部，就说明只有该部分存在寒性或热性。那么，寒热错杂的脉象是否可以根据上述脉诊口诀直接诊断呢？若果真如此，寒热诊断将变得更加便捷。

然而，任何理论假设都需经临床验证。中医理论的假设也不例外。于是我们在后续临床中刻意寻找典型病例进行验证。

皇天不负有心人。上天总是眷顾勤奋的人们，何况是孜孜不倦的中医！历经多年努力，经过上百成千例的临床验证，我们几乎完善了寒热以及寒热错杂的辨证诊断。

以下是我们从众多医案中挑选出的较为典型的寒热错杂案例，供大家赏析。或许大家能从中领悟出寒热脉诊的真谛！

## 病案举例

笔者曾治疗一起腹痛腹泻案例。初诊：2022 年 1 月 9 日。

患者张某，男，24 岁，以"反复上腹部疼痛伴腹泻两年余"为主诉求诊。患者自述，两年前的 2020 年 1 月的一个夜晚，与几个朋友在露天烧烤摊聚餐，喝着冰啤酒。当时心情潇洒愉悦，大家贪杯畅饮。不料乐极生悲，当夜几人皆上吐下泻，被送往医院急诊。张某被诊断为急性胃肠炎，急诊留观治疗 3 天后出院。出院时病情虽缓解，但并未痊愈。尤其是 2019 年 12 月底疫情爆发，他只能匆匆出院。不料此举却埋下了隐患！

"一月份，那么冷的天，还跑去烧烤摊，露天喝冰啤酒！"我抓住几个关键词问道。

"是的，刚好谈了个女朋友，心情大好，就约了几个哥们一起。"小伙子尴尬地回答。

"谈女朋友不是应该和女朋友风花雪月吗？怎么跟哥们一起吹牛？"作为中年人，我不太理解年轻人的生活方式，忍不住八卦了一下。

"嘿嘿，没有，没有，当时就是想开心一下。"小伙子害羞了。我意识到话题跑偏，赶紧言归正传。

"那么冷的天，你确定喝的是冰啤酒？冷天加冰啤很伤脾胃的。"我仍感不解。

"常温的怎么喝啊？啤酒就得冰的才有味。再说，烧烤配冰啤，不是绝配吗？"小伙子又绕回了生活话题。看来，两代人的确存在代沟。

"好了，不讨论这个。我们来说说这次的问题。冬天喝冰啤，绝对伤脾胃。从健康角度看，这是不提倡的，也是你这次脾胃出问题的主要原因。"我努力将话题拉回正轨。

"那以后就不敢了。自从那次以后就不敢了。现在喝冰的就觉得难受，有时候喝太冰还会立刻拉肚子。"小伙子连说了两个"不敢"，看来"感同身受"这 4 个字并不总是准确，很多事情都要亲身体验过，他才知道，冷饮对胃肠的伤害有多大。

"每天拉多少次？大便是不成形还是水样？"

"现在一天还得拉五六次，都是不成形的。晚上还得起床拉肚子，可折腾人了。现在精神都不好。"小伙子神色沮丧，后悔不已。

"现在每天都会肚子痛吗？哪边比较痛？"

"心下窝和脐边都会隐隐作痛。不是很激烈，不去想它就不觉得痛。"他用了个名词"心下窝"，这让熟读《伤寒论》的我感到似曾相识。泉州话确实堪称古文言文的活化石，"心下窝"或许正是古人常用的话。仲景当初或也天天这样说"心下痛"。

"心下"指的是哪里？对于泉州人来说，这根本无须解释，就是剑突下脐以上凹陷如"窝"的位置。现代人大多肥胖，可能已感觉不到这里有个"窝"的凹陷。而古人多精瘦，"心下窝"的形容可谓形神兼备。

"疼痛虽然可以忍受的，应该不是很痛，但上腹部、下腹部都痛，这是典型的慢性胃肠炎症状。你要注意饮食规律，中药调理是会好的，不必太过紧张。"作为经验丰富的资深临床中医师，我一听便知病情大概，就清楚整个病情来龙去脉，言语间便能给患者充分而肯定的诊断。

"嗯，听主任这么说，我很有信心，一定好好吃药。"患者信心大增。

**脉诊：双寸关稍浮而弦细，双尺脉沉细。**

## 经方脉法思路分析本案

**脉诊：双寸关稍浮而弦细，双尺脉沉细。**

我们来分析一下这个脉诊信息。首先看双寸关脉象：

依据"稍浮病半表"的病位判断原则，患者出现双寸关稍浮脉，说明病在半表半里。但半表半里还有阴阳之分，需进一步辨别少阳与厥阴。

依据"气滞：气滞弦有力"的病机判断原则，患者出现弦脉，为气滞病机。但脉象并不明显有力，阳性实性脉象特征不足，是否更倾向于厥阴？

依据"血虚：细小血中虚"的病机判断原则，患者出现细脉，说明血虚病机存在。

分析至此，确实有些迷茫。因为上述脉象并未表现出明显的无力脉现象，阴性脉象特征也不特别明显。

再依据"少阳病：上热气滞，实弦少阳"的六经判断原则，患者气滞于半表，可初步判断为少阳病。

再依据"太阴病：里虚里寒，虚弱太阴"的六经判断原则，结合患者血虚病机，可以判断为太阴病血虚病机。

综合判断，则判为少阳太阴合病，即少阳气滞合并太阴血虚病机。

依据六经常用经方，少阳病可用小柴胡汤，太阴血虚病机则可用当归芍药散。

于是拟方：小柴胡汤合用当归芍药散，5剂。

**二诊：2022年1月14日。**

"主任，再帮忙看一下，还是挺难受的，好像都没怎么好转！"5天后，小伙子如约而至，但疗效却不尽如人意。听了这结果，我有点意外。毕竟一诊时分析得挺好，怎么会一点疗效都没有呢？心中不免有些失落。有时，患者的疗效也会影响我们的情绪。疗效好时，患者开心，我们也如获至宝，特别有成就感；疗效不佳时，则难免失落。

但我就不信，胃肠道疾病对我来说并不在话下，许多疑难杂症我都能攻克解决。何况这样的"小儿科"！在行医生涯中，我一直保持着这种不服输的倔强脾气。也许是这种精神一直催促着我前进！

既然宏观脉象无误，我们从微观脉象入手！

19

微观脉象：左关灼热指感脉象，左尺肠脉久候有冰冷指感脉晕。

微观脉象很神奇，它总能在你感到"山重水复疑无路"时，带给你"柳暗花明又一村"的启示。看到这个微观脉象，我们的思路立即清晰起来。

依据"寒性冰冷，热性灼热"的微观病机判断原则，患者既有灼热指感脉象，又有冰冷指感脉晕，说明患者既有寒性病机，又有热性病机，属于寒热夹杂。

依据"三焦对应：病在上焦应双寸，病在中焦应双关，病在下焦应双尺"的病位判断原则，患者出现左关灼热指感脉象属中焦热，而左尺冰冷指感脉晕则属下焦寒。如此细微分析，便可得出结论：上热下寒，寒热夹杂！

再依据"厥阴病：上热下寒，虚弦厥阴"的六经判断原则，患者为上热下寒病机，可判断为厥阴病。

这个结论与一诊明显相反。同样为半表半里病位，但少阳病病位属于半表半里，偏阳，厥阴病病位属于半表半里，偏阴。这个偏阴也就是说它有阴寒病机特征，则所谓厥阴。如果没有阴寒的特征，就无法判定为厥阴病。我们在一诊的时候，宏观脉象未显示明显下焦阴寒特征，导致判断方向出现失误。而今，左尺冰冷指感脉晕为我们提供了明确的指征来判断厥阴病。

依据六经常用经方，对于厥阴病之中焦热、下焦寒，可选半夏泻心汤。

拟方：半夏泻心汤，5 剂。

三诊：2022 年 1 月 19 日。

"主任，这次好很多了，我啥时候可以吃烧烤？"5 天前的小伙子再度出现。年轻人真是任性啊，刚刚好就又思念他的烧烤了。这次的好转已在我的意料之中！

**脉诊。**

宏观脉象：双寸关稍浮而弦，双尺脉细。与二诊相比，寸关细脉有所恢复，尺脉不再沉下，说明血虚恢复，里证减轻。

微观脉象：左关稍有灼热指感脉象，左尺肠脉晕为稍冰冷指感脉晕。与二诊相比，灼热指感及冰冷指感脉晕皆有减轻，说明中焦之热有所清泄，下焦之寒得以温养。

厥阴病未变，只是症状减轻。可继续予半夏泻心汤治疗。

本患者按厥阴病思路调整治疗，1 个月后痊愈。

## 回顾病案

本腹痛腹泻医案，在中医门诊中颇为常见。我们之所以举此案例，是因为它蕴含了复杂的寒热病机脉象，特别是典型的寒热微观脉象展现出来。

让我们再回顾一下。

一诊之时，通过宏观脉象分析，我们首先定下来半表半里的病位，然后定病机。脉稍浮而弦细，符合气滞及上焦阳热的特征，且未见明显下焦寒性特征。如此符合少阳病气机郁滞、上焦阳热的特征。于是我们判断为少阳病。

但经过少阳病的典型经方小柴胡汤合方治疗后，疗效不显，我们意识到方向性的错误。通过二诊的排查，即稍浮脉，则半表半里的病位没错。既然半表半里的病位没错，那，只有寒热阴阳的方向判断可能出错。

二诊时，通过微观脉诊捕捉到左尺冰冷指感脉晕，下焦寒性病机显现，厥阴病的阴性特征明确，于是我们调整判断为厥阴病。

疗效作为判断的依据，最终的疗效是不错的，也证实了我们的判断是正确的。

当然了，为了避免类似错误再次发生，我们总结了诊断口诀，这个口诀在原有宏观脉法口诀"厥阴病：上热下寒，虚弦厥阴"的基础上增加了对微观脉象的描述："上焦轻灼热，下焦冰冷寒。"

这样的口诀是否能完善地判断厥阴病？大家是否依然存疑呢？让我们后续用更多案例来验证和完善。

# 案五　厥阴寒热，下焦虚寒

《伤寒论》中厥阴病是所有六经病中争论最大的一经病。为何有如此大的争论？各家各执一词，智者见智，似乎都有道理。但，都有道理，则非真理。为何这样说呢？因为真理总是趋向唯一性！

自然科学的真理，通过实验的求证和反复的可重复性，自然能够说服人，而它建立在逻辑思维之上。然而，临床中医学并非建立在逻辑思维之上，而是建立在非常宏观的象思维（如取象比类的中医思维）上。两者的思维方式不同，研究方法自然不可同日而语。

那么，中医理论的正确性如何验证呢？它依靠在中医思维指导下的临床疗效实证！

《伤寒论》中厥阴病理论亦不例外。我们如何理解厥阴病，并如何准确辨证厥阴病？自然需要通过临床来验证。且同样的理论推理，应能得到同样的结论，经得起临床的反复验证。这就是中医的真理。

为了能正确理解厥阴病并准确辨证厥阴病，我们历经多个临床案例，从多角度进行验证。最终，我们完善了厥阴病的辨证法则。当然了，这并非一蹴而就，而是历经无数曲折才得以接近厥阴病的真理。

我们通过以下案例，一起来揭开厥阴病的神秘面纱。

## 病案举例

笔者曾治疗一例上腹疼痛案例。初诊：2022 年 2 月 4 日。

患者王某，男，43 岁，以"反复上腹部疼痛伴恶心 3 年余"为主诉求诊。患者身高体壮，来自山东。山东离福建可有一段距离了，魁梧的身材贴满了北方人的标签。千里求医告诉我们此病并不简单。果不其然，别看他外表强壮，其实外强中干。他因上腹疼痛求医，已走遍祖国大江南北。他刚开始自诉上腹部疼痛，我的第一个反应是胃痛。而胃痛中浅表性胃炎最为多见。浅表性胃炎有这么难治吗？难道是胃肿瘤？抑或其他？如慢性胰腺炎？带着这些疑问，我耐心听他自述。

"上腹部隐隐作痛，饱也痛，饿了也痛，有时候还恶心。没有烧灼感，也没有冰冷感。没有反酸。大便正常，不会便溏，也不会便秘。不会口干，也没有明显的饥饿感。没有烦躁，也不出汗。做了多次胃镜都说是萎缩性胃炎，病理报告肠化（+++）！"他一次性讲完了大多数相关资料，没有草稿，也非常有逻辑、有条理。这些"久病成医"的人啊，都有这种功夫的，并不需要我们太多问诊。

从他的自述中，我们可以将其分为两段：前一段是中医所需的八纲辨证资料，后一段是西医的明确诊断及病理指标。一场病情自述，比一个出院小结还要明了。患者能做到这样，也算较高水平了吧。

接下来，我们分析一下。

主要症状：上腹部隐痛伴恶心。

没有烧灼感，也没有冰冷感→寒热不明显。

大便正常，不便溏，不便秘，不口干→没有明显的里证及热证。

没有烦躁，也不出汗→没有明显的表证。

看过前面案例的同仁们可能会发现，这又是一个表里寒热虚实不明显的案例，这样的案例当然会难倒大多数中医医生。我不禁为前面的医生感到心疼。

看来得拿出我们的撒手锏——脉诊。

脉诊结果：

宏观脉象：双寸稍浮而弦，左关下沉。

微观脉象：双寸心肺脉晕瘦小而隆起成弦，有稍灼热感脉晕，左关现胃瘦小冰冷指感脉晕。

"依据你这个脉象，治疗应该不成问题，但是需要一段时间。你大老远跑过来，是有人给你介绍吗？"病因、病情、诊断都非常明了，我就不再重复了，倒是问了个与病情无关的问题。

"是的，我们工地一个监理，跟我一样的病情，在你这边治疗好了。这次病理出来，连肠化（胃黏膜肠上皮化生）都消失了。这不，我赶紧赶过来了。"他兴奋地跟我讲述着，眼里充满希望。

"对对，我这边不做广告，只做疗效。都是疗效好，大家给介绍来的。你要坚定信心，当然也需要时间。毕竟萎缩性胃炎不是闹着玩的。"我严肃地警告他。

"我明白，这是癌前病变。我之前肠化才1个加号，今年下半年变成3

23

个加号了，我就紧张了。这不，大老远来求医了。"

"别紧张，我们手头上成功治愈的这样的案例有好多，你要坚信，别人会好，你也会好！"我鼓励道。

## 经方脉法思路分析本案

**脉诊。**

宏观脉象：双寸稍浮而弦，左关下沉。

微观脉象：双寸心肺瘦小而隆起成弦，有稍灼热感脉晕，左关胃脉晕为瘦小冰冷指感脉晕。

我们之前分析的脉象大多仅限于宏观脉象，而如今患者宏观与微观脉象均详尽。让我们先来分析一下这个宏观脉象信息，首先看双寸关脉象。

依据"稍浮病半表"的病位判断原则，患者出现双寸关稍浮脉，病在半表半里。先定病位在半表半里，再分辨少阳与厥阴。

依据"气滞：气滞弦有力"的病机判断原则，患者出现弦脉，为气滞病机。

再依据"少阳病：上热气滞，实弦少阳"的六经判断原则，患者气滞于半表半里，则可判断为少阳病。

依据"寒：寒性收引，寒性下沉"的病性判断原则，患者出现左关下沉，沉的脉象较明显，为寒性病机。

再依据"太阴病：里虚里寒，虚弱太阴"的六经判断原则，患者里寒病机，可判断为太阴病。

综合判断，则诊为少阳太阴合病，即少阳气滞合并太阴里寒病机。

符合上述六经合病的，少阳病可选小柴胡汤，太阴病里寒病机则选理中丸。我们原则上可以用小柴胡汤加理中丸来治疗。

虽然宏观脉诊分析符合少阳病小柴胡汤脉证及太阴病理中丸脉证，但我们还需从微观脉象进一步验证。

让我们分析一下微观脉象：双寸心肺脉晕瘦小而隆起成弦，有稍灼热感脉晕，左关胃脉晕为瘦小冰冷指感脉晕。

依据"寒性冰冷，热性灼热"的微观脉法病机判断原则，患者出现双寸灼热感脉晕，为上焦阳热病机；而出现左关冰冷指感脉晕则为寒性病机。

从微观脉象分析得知：上焦阳热，下焦寒。综合宏观脉象，上焦阳热为少阳病之上焦阳热，下焦寒为太阴病之下焦里虚寒。将宏观与微观脉象综合理解，则整个病机非常完整地展现在我们面前。

既然微观脉象也支持判定为少阳太阴合病，那么小柴胡汤加理中丸的选方则可！

拟方：小柴胡汤加理中丸（汤）5 剂。

我心想：病机分析这么细腻完整。选方精中求精，疗效必然一鸣惊人。

**二诊：2022 年 2 月 9 日。**

"主任，这两天还是特别难受。我知道没那么快，也不急。"患者苦笑着说道。不急的语气中透露出急躁的心情。很多患者千里迢迢第一次来就诊，如果没有马上见效，他们的心态和信心会大受打击。当然，我也想让他尽快康复。但慢性萎缩性胃炎的治疗确实需要时间。虽然心中这样想，我仍在寻找能快速缓解症状的方法。

"真的别急，这是慢性萎缩性胃炎，需要一个过程。"患者再次苦笑回应。说话间，我在脑中迅速回顾了一诊的所有诊断分析过程，企图从中找出可能遗漏的蛛丝马迹！

我们首先分析病机。患者有明显的半表半里稍浮特征性脉象，病位诊断可以肯定无误。再者，患者关脉下沉明显，符合"寒性下沉"的特征，中焦寒也可肯定。

从微观脉象来看，患者脉象也符合"寒性冰冷，热性灼热"的微观脉法病机判断原则。

综上，半表半里、寒热诊断无误，且为上热下寒、寒热夹杂。

问题来了：半表半里、上热下寒、寒热夹杂是诊断为少阳病合太阴病，还是厥阴病？这两者之间有何联系，如何明确区分？诊断标准又是什么？

有的老师认为厥阴病就是少阳病加太阴病，在这种观点下，厥阴病不就成为"蛇足"？

《伤寒论》既然将厥阴病分开讲，就是说明厥阴病绝对有自身独立的病证及诊断标准，不能简单视为某经合病。

基于这种思考，我们寻找厥阴病判断的金标准。

我们怀疑此案例不属于少阳病合太阴病的小柴胡汤加理中丸脉证，而很可能是厥阴病的半夏泻心汤脉证。

临床研究可以提出假设，并顺着这个假设寻找依据。

我们假设这个患者就是厥阴病的半夏泻心汤脉证。厥阴病特征之一是半表半里偏阴（偏虚偏寒）。

这个患者既有半表半里，也有寒性特征，但虚性特征不明显。那么，虚性特征是否存在？又该如何寻找证据来支持？

当然是从脉诊入手。宏观脉象显示双寸稍浮而弦，左关下沉；微观脉象显示双寸心肺瘦小而隆起成弦，稍灼热感脉晕，左关胃脉晕有瘦小冰冷指感脉晕。

脉象和一诊如出一辙！脉象没有改变，也说明药并未起效。换句话说，针对少阳病合太阴病的小柴胡汤加理中丸，对他没有产生干预作用。

我们细心地发现：在微观脉象中，心肺脉晕瘦小，胃脉晕也呈现瘦小之态。

依据"虚：虚性不足，虚性软陷"的病性判断原则，患者出现脏腑形态瘦小的脉晕，这也符合"不足"及"软陷"的虚性特征。

如此一来，我们豁然开朗。这本来就属于半表半里偏阴（偏虚偏寒）的厥阴病，可以用半夏泻心汤来治疗。厥阴病最主要的特征就是偏阴（偏虚偏寒），没有虚偏寒的特征就不属于厥阴病。

拟方：半夏泻心汤 5 剂。

**三诊：2022 年 2 月 14 日。**

"主任，这药喝着舒服。"山东人讲话快人快语。看他神情愉悦，应该是好转了许多。医生看病总要看患者的反应！

后续，对于这位患者我根据厥阴病的思路进行了治疗。经过 3 个多月的治疗，后续查胃镜加病理指标，结果显示肠化（＋）。治疗 4 个半月后，胃镜显示已转为非萎缩性胃炎。山东患者奔波往返于山东与福建两地，终于收获了痊愈，高兴而归。

## 回顾病案

本医案和前面的腹痛医案，都使用了半夏泻心汤，讲述的都是厥阴病。难道没有其他医案可讲了吗？绝非如此。而是本案让我们对厥阴病的真谛有了更深入的了解。

　　熟读《伤寒论》及胡－冯六经八纲体系的同仁们都清楚，厥阴病具有上热下寒、寒热夹杂的特征。但临床上，上热下寒、寒热夹杂的情况，并非全部是厥阴病。比如，像我们一诊中出现的那种状况，就有可能是少阳病合太阴病。

　　少阳病合太阴病也可能出现上热下寒、寒热夹杂的特征。但是，少阳病合太阴病还可能出现上寒下热的情况。而厥阴病则仅仅是上热下寒，且下寒必须是下虚寒。可以说，没有下焦虚与寒同时出现，就不属于厥阴病。

　　我们在临床中抓住厥阴病的诊断依据——上热下寒、寒热夹杂，其中"下寒"特指下焦虚寒。而在微观脉诊中，虚则体现为"瘦小"脉晕。

　　我们逐步修正并完善了厥阴病脉诊口诀："厥阴病：上热下寒，虚弦厥阴。瘦小隆起成弦滞，上焦轻灼热，下焦冰冷寒。"

# 案六　厥阴之病，阴厥于里

《伤寒论》中的厥阴病，有些人从字面上去理解，认为厥阴是指阴气发展到最后阶段，开始向阳的方面转化，即阴气消耗殆尽的意思。如果这样理解，那厥阴病患者岂不就是将死之人？

又有人认为，"厥"的古文意思是指憋气发力、采石于崖，引申义是尽全力、憋气发力到突然喘不过气来而昏倒。还有人认为，"厥"指厥冷，即突然晕倒或手足逆冷的症状。

这些解释皆因咬文嚼字所致。《伤寒论》中所说的厥阴，只是六经归类的一种。如果硬要攀附上各种说文解字，显然非常牵强附会。个人认为，脱离临床的中医理论皆是"空洞"理论！

为了不"空洞"，我们立足临床来看厥阴病。临床上，六经病中阳病有太阳、少阳、阳明之分。少阳病为半表半里之病位，这在教材和多数中医临床家的认知中是一致的。那么，我们再看六经病中的阴病，有少阴、厥阴、太阴之分。少阴、太阴一个少，一个多（太），而厥阴则最具争论。厥阴病是否属于阴病的中间状态？其病位是否也在半表半里？

从《伤寒论》的六经归类来看，厥阴病只是代表一种病的归类。它是否归类于半表半里之病位？如何理解厥阴病的半表半里之病位？这一直是困扰我们临床多年的问题。多年来，我们通过多个临床案例慢慢揭晓了其中的奥秘。

以下案例将从另一个角度帮助我们理解厥阴病的半表半里之病位，这体现执两用中、守中致和的思想。

## 病案举例

笔者曾治疗一例腹痛腹泻案例。初诊：2020年5月9日。

患者曾某，男，57岁，以"反复腹部疼痛伴腹泻5年余"为主诉求诊。患者不知是应酬过多，还是平日烟酒不断。反正，一进门诊，他整个体质、精神状态就没有应有的精壮，反而有一种弱不禁风的感觉。也许，这个跟大伙印象反差太大。

然而，听完他的诉苦，才知道，他本来这一米七五的身材是标配着 80 公斤的体重，从来都不是这般弱不禁风，而是体壮如牛。自从 5 年前那一场应酬以后，一切的噩梦就开始了。听他所讲，那还是个"拼酒"的年代，当然了，他也自信还有那个"拼酒"的资本。一场酒局下来，没有一个醉倒，就觉得不尽兴。甚至，客人不醉，都认为招待不周。在这种氛围的衬托下，自然杯光斛影，不醉不归！

一夜尽兴，乐极生悲！那个夜晚，他吐泻交作，不省人事，送往医院急诊！3 天的煎熬之后，虽然捡回一条老命，但自此落下病根。

人生本来并没有后悔药，此老兄口口声声说："后悔，后悔呀！"言语之中确实悔恨交加。很难相信一夜醉酒，5 年噩梦，如同一失足成千古恨。

说着说着，我反而好奇了，怎么样的腹痛腹泻病能拖到 5 年未愈？好奇跟好胜之心同步燃起。越是疑难杂症，越是具有挑战的案例，我越是兴奋，越是有战胜它、治愈它的他必胜之心。

很多同仁非常奇怪。像我这样早已具有高级职称的主任医师，大多数人早已被磨平了棱角，再也没有这份年轻人的心态。但我的内心依旧保持这份"篝火"。

我们且听这位患者怎么讲述病情。

"肚子痛。一阵痛，我就知道要拉肚子了，拉完就好。是那种绞痛，就像有人拽着肠子打结一样。"哇！这丰富的想象力，竟然能想着有人拽着肠子！

"最恐怖的是半夜痛。肚子突然间像被棍子打一顿，然后就惊醒了，一阵疼痛后拉肚子。折腾得不能好好睡觉呀。你说，我能不瘦吗？"他声情并茂地讲述着，而且双手还比划着如打棍样的非常夸张的动作！这般讲述病情，着实不同一般呀。

"这大便里面有黏液，胶水一样，有时候有血丝，散开、无序状分布。"他继续讲着，显然像表演。一点都不像一个患者在讲述病情。

所有现场的围观群众（患者），个个一脸惊讶，个个觉得他讲述的是一个故事而非病情。

我也刚回过神来，从来没见过这么"精彩"的病情！

"痛得比较厉害啊。你这个拉的是黏液便，偶尔便血。会肛门痛吗？"

我赶紧专业化地纠正描述他的病情。

"平时口干口苦吗？烦躁或者汗出吗？做过哪些检查？吃过什么药？"我夺过话语权，补充问道。

"做过多次胃镜、肠镜。最初没有做无痛的。胃镜插入喉咙的那一刻，太难受了！我特别想吐，鼻涕眼泪全出来，翻江倒海的……"他做着极端痛苦的表情，比划着非常形象的动作。

"胃肠镜报道给我看一下。"我努力引导着，简单扼要。

"有有有，这几年的！"他可能意识到表演过度，赶紧从兜里拿出一大沓的检查单。

"你这个是怀疑克罗恩病呀？这真没那么快好！发病率也低，你怎么就碰着了呢？"话说出口我就后悔了。

"对呀，这是百年一遇的少见案件啊！千百人群中，流弹偏偏能打中我。我冤啊。"他又用了流弹一词。这回答真的好有特色。我当医生，也几十年一见啊。

"别急，我先给你把脉，中药治疗，效果还是杠杠的。"

"对对对，我相信你。上次一起开会的同事，跟我的一样病情，被你治疗完最近好好的。"他很兴奋，两眼发光地讲着。

脉诊。

宏观脉象：双寸关稍浮而弦细，双尺沉微。

微观脉象：左关可及脾胃脉晕，久候有灼热感。双尺可及肠形脉晕，久候有大片冰冷指感。

## 经方脉法思路分析本案

脉诊。

宏观脉象：双寸关稍浮而弦细，双尺沉微。

微观脉象：左关可及脾胃脉晕，久候有灼热感。双尺可及肠形脉晕，久候有大片冰冷指感。

我们先分析宏观脉象。

依据"稍浮病半表"病位判断原则，患者出现双寸关稍浮脉，病在半表半里。先定病位在半表半里，再行少阳厥阴之分辨。

依据"气滞：气滞弦有力"病机判断原则，患者出现弦脉，为气滞病机。

依据"血虚：细小血中虚"及"虚寒：细小微弱虚，迟缓弦虚寒"病机判断原则，患者出现细脉，为血虚病机。患者双尺出现微脉，下焦虚寒病机明显。

从上述分析表明。病位在半表半里，病机既有气滞，也有血虚，也有虚寒。

再依据"厥阴病：上热下寒，虚弦厥阴"六经判断原则，患者为半表半里之气滞，又倾向于虚性病机（血虚、虚寒），则可以判断为厥阴病。

依据宏观脉法可以判定为厥阴病，那通过微观脉法是否有新的发现或者更多证据支持厥阴病的判断呢？让我们接着来分析微观脉象。

微观脉象：左关可及脾胃脉晕，久候有灼热感。双尺可及肠形脉晕，久候有大片冰冷指感。

依据"寒性冰冷，热性灼热"微观脉法病性判断原则，患者出现左关灼热感，双尺冰冷指感脉象。明显为中焦阳热、下焦虚寒性病机，为上热下寒。

再依据"厥阴病：上热下寒，虚弦厥阴。瘦小隆起成弦滞。上焦轻灼热，下焦冰冷寒"六经判断原则，患者为上热下寒病机，可以判断为厥阴病。

综上分析，宏观脉法及微观脉法所体现出来的病机信息高度一致，可判断为厥阴病。

既然判断无误，接下来便是如何选方用药。

符合上述厥阴病特征的，有多个药方可选，如半夏泻心汤、甘草泻心汤、生姜泻心汤、柴胡桂枝干姜汤、乌梅丸、黄连汤、温经汤、肾气丸等。

面对这么多可能适用的药方，如何选方成为我们面前的一个问题。这些药方有一个共同特征，即寒热并用。要么是大寒大热药（如乌梅丸），要么是小寒小热药（如三泻心汤、柴胡桂枝干姜汤）。

我们为何要如此分类呢？

将大寒药（如大量黄连、黄柏等苦寒药）与大热药（如大量附子、细辛等温热药）等量共用于一方，如乌梅丸，对应病机为上焦阳热重、下焦虚寒重。

将小寒药（如小量黄芩、黄连等苦寒药）与小热药（如小量桂枝、干姜等温热药）等量共用一方，如三泻心汤、柴胡桂枝干姜汤，对应病机为上焦阳热轻、下焦虚寒轻。

除此之外，我们还可根据寒热轻重进一步分析以下药方：

将大寒药（如大量黄连等苦寒药）与小热药（如少量干姜等温热药）不等量共用一方，如黄连汤，对应病机为上焦阳热重、下焦虚寒轻。

将小寒药（如少量牡丹皮、芍药等寒药）与大热药（如大量、吴茱萸、附子等温热药）不等量共用一方，如温经汤、肾气丸，对应病机为上焦阳热轻、下焦虚寒重。

将上述药方的寒热比重区分清楚后，使用起来便能心中有数。

那我们再回到本案。

本案中如何衡量寒热比重呢？当然，主要从脉象中观察。

我们先从宏观脉象入手。

"双寸关稍浮而弦细，双尺沉微。"寸关细而尺微，微脉是比细脉更细小的脉象，显然尺部（下焦）更加虚弱。从虚实的比较中可知，下焦比上中焦更虚。

但若我们比较寒热呢？"寸关细而尺微。"微脉有虚寒的含义，而细脉主要表示血虚，显然下焦是虚寒的。虚寒的性质可以确定，但比重难以直接区分。

我们再看微观脉象。

"左关可及脾胃脉晕，久候有灼热感。双尺可及肠形脉晕，久候有大片冰冷指感。"从脉诊的指感上看，左关灼热感虽明显，但双侧冰冷指感范围更大。寒热之比非常明显，下焦寒邪更为严重。

综合上述寒热比重分析，我们再对应不同寒热比重的厥阴病方剂，一目了然。

本案对应的病机为上焦阳热轻，下焦虚寒重。选方：温经汤或肾气丸。

我们再对比两方，肾气丸中有附子，显然其下焦温热功能更强。

重病用重药。拟方：肾气丸 5 剂，减地黄，加重附子、桂枝的用量。

基于我们对病情的详尽分析，仿佛病未治而胜券在握。于是我对患者嘱咐道："我先开 5 天的药给你吃，开始两三天腹泻加重是正常的，后续会慢慢好转。"

"啊！什么？我来治疗拉肚子，怎么用药会有加重的反应呢？这也太奇怪了吧？"这位患者显然很惊讶，做出无比夸张的惊讶表情。旁边的患者都笑了，可能也是觉得他太有表演天赋了。

"哈哈，你肚子里的脏东西，不就是要让它拉出来吗？清除干净是好转的一种表现。"这次，我忍不住也笑了一下，但随即觉得不妥，马上收回笑容，再次严肃地回答。

"哦，明白了，明白了，还有这道理呀！"他仿佛恍然大悟，那种神情绝非能演出来的，应该是内心真的明白了。

二诊：2020 年 5 月 14 日。

"神医啊，神医啊……"安静的候诊厅突然一片喧哗。原来，5 天前的那位瘦弱患者来了。

"主任，我真的狂拉了两天肚子后就好转了！"他睁大眼睛，露出不可思议的表情。

"主任，我拉出来好多好多那种黏液，真吓死人了。要不是您提前说了，我还以为这次是治错了，病得这么重。这两天就明显好转了。之前一天拉二十几次，晚上起来四五次，几乎没睡。昨天晚上只起来两次，这是几年来睡得最好的两天！"他继续说着，到后面声音因激动而变得特别富有情感而颤抖，我也被感染了，有些激动。

是的，慢性结肠炎的治疗中，很多人会卡在用药初期腹泻加重的反应上，误以为无效。但转变方向后，反而可能真无效。

**继续脉诊。**

宏观脉象：双寸关稍浮而细，双尺沉细。与一诊相比，尺脉从微脉变细脉。

微观脉象：左关可及脾胃脉晕，久候灼热感明显。双尺可及肠形脉晕，久候有小片冰冷指感。与一诊相比，双尺冰冷指感从大片范围变为小片范围，说明下焦的寒邪已被温化！但左关灼热感明显较之前重些。

我们再分析一下二诊的脉诊特征。

从二诊脉象来看，上中焦与下焦的寒热比较，二者变得均衡。我们就不能再守原方。我应该根据寒热之比来选方。虽然都在厥阴病的框架下选方，但依然要细化，要丝丝入扣，疗效才能彰显。

对应病机→上焦阳热重，下焦虚寒重，选方乌梅丸。

拟方：乌梅丸（汤）5 剂。

三诊：2020 年 5 月 19 日。

"主任，昨天拉 5 次，昨晚拉 1 次。太感谢您了！"患者明显激动而语无伦次！

脉诊。

宏观脉象：双寸关稍浮，双尺沉细。与二诊相比，关脉从细脉变正常脉。

微观脉象：左关可及脾胃脉晕，久候有轻灼热感。双尺可及肠形脉晕，久候有轻冰冷指感。与二诊相比，关脉灼热感脉象好转，双尺冰冷指感脉象好转。

上寒下热都明显好转，寒热势力均衡！

还用乌梅丸吗？

但乌梅丸效果这么好，能守原方吗？不是有"效不更方"原则吗？况且，这次疗效这么好，不能随便变。

再续乌梅丸（汤）5 剂。

四诊：2020 年 5 月 24 日。

"主任，这次原地踏步，白天基本上也是拉 5~6 次，晚上拉 1 次。会不会反复呀？"患者的表情，好像有些受到惊吓。我特别理解。毕竟病久了，医生经历多了，反复多次了，心里总有阴影。当然我的内心更明白，更大的可能是这次的用方不那么契合病机！

脉诊。

宏观脉象：双寸关稍浮，双尺沉细。与三诊相比，如出一辙！

微观脉象：左关可及脾胃脉晕，久候有轻灼热感。双尺可及肠形脉晕，久候有轻冰冷指感。与三诊相比，如出一辙！

看来，无论是宏观脉象还是微观脉象，都没有明显的改变。也就说明，这次的乌梅丸 5 剂并没有对患者的病机进行有效干预过！

病机已然改变为上焦阳热轻、下焦虚寒轻，对应的处方则为三泻心汤、柴胡桂枝干姜汤。

三泻心汤与柴胡桂枝干姜汤应用对比。柴桂姜汤（柴胡桂枝干姜汤）对应明显弦脉，而本案显然无弦脉，因此我们选择三泻心汤。患者无口腔或肛门溃疡（甘草泻心汤适用证），亦无恶心症状（生姜泻心汤适用证），故可选半夏泻心汤。

拟方：半夏泻心汤 5 剂。

**五诊**：2020 年 5 月 29 日。

诊室外竟有人哼着小曲，扬着胳膊跳起舞来！如此开心，是谁呢？对，就是他，现在性情依旧热烈而张扬，但已不再瘦弱。

分享至此，大家想必已知道结果。

这位患者前后调治了两个多月，终于病愈而安。

## 回顾病案

本医案为腹痛腹泻病例，虽为临床常见，但此病例却非同小可。病程长达 5 年，历经多位中西名医诊治均未果。每日二十几次的腹泻使他不得不"赋闲"在家，无法工作，且被诊断为克罗恩病，这无疑是疑难杂症中的难题！

在诊治过程中，从一诊到五诊，我们并未过多依赖西医学检查数字对比，因为他的西医诊断（克罗恩病）已非常明确，且该诊断无法直接指导中医的辨证论治。因此，我们忽略了这一因素，希望大家不要过分关注西医学的"病"，而忽略了中医所重视的"证"！

六经辨证以八纲形式解读六经病，但将所有疾病简单归纳为六经，未免过于笼统。然而，离开六经进一步细化又易偏离大方向。可以说，辨六经是把握疾病大方向、确保不出差错的最基本原则和方法。

本医案先辨六经病，确定为厥阴病大方向。在厥阴病框架下进一步辨方证，从众多厥阴病方证中精细挑选。

回顾本案前 5 次诊治，我们几乎轮换使用了厥阴病的所有方药。有人或许会问：是否将厥阴病所有方药轮换使用完，病就能好？从三诊到四诊的诊治过程，大家可清晰地看到：寒热倚重，稍有不慎，则疗效不彰！

从一诊到五诊，本案治疗虽有波折，但能明显感受到，有一条寒热轻重的线索始终贯穿其中。在三诊和四诊中，我们深刻体会到，对寒热轻重用方稍有不慎，则疗效不显。

在五诊过程中，我们始终根据寒热的轻重来调整处方，使处方更加契合寒热的平衡。这仿佛在调和寒热两端，衡量的是两边用药的轻重。从中我们理解了厥阴病的半表半里病位，更像是调节一半寒一半热、一半虚一半实、一半阴一半阳的平衡状态，这体现了执两用中、守中致和的中医理念。

# 案七　实大有余，实大刚硬

虚实为八纲中两大纲（非四大纲）的半壁江山。这半壁江山，如果不能够保证它的明确性，那"江山"也就不保。我们在宏观脉法里面有实性脉法诊断口诀："实：实性有余，实性旺盛。积滞亢进，实大刚硬。"此口诀历经非常多案例的验证，无数个案例证明其正确性。但它是否完美无瑕呢？

我们带着这个问题在微观脉法里进一步探索。在脉法的殿堂中总有无数的珍宝在闪耀，哪一颗珍宝是"实性病机"中最夺目的那颗？只要找到最夺目的那颗，就能很快找到它同类的那些宝藏。

我们现在的目标就是找到那颗"耀眼"夺目的珍宝（实性病机最核心的诊断金标准），只要以此为方向，所有同类（表实、里实）的珍宝都能一次性找到。

话可以说得漂亮，做事却难了，特别是要寻找到"实性病机"的核心金标准，可非一帆风顺。以下病例是我们在总结"实性病机"核心金标准时，历经多个失败病例的典型病例，大家来一起看看，是否有同感？

## 病案举例

笔者曾治腹满恶心案例。初诊：2019 年 3 月 29 日。

患者王某，男，35 岁，以"反复腹部胀满伴恶心 3 周"为主诉求诊。患者为老家熟人介绍，称是本地一石雕工人，老家福建惠安，乃世界石雕之乡，石雕工人多为重体力工作者，通常体质壮实。但据称患者病痛多日，百药不灵。我一问年龄，35 岁，觉得应无大碍。年轻气盛，正气旺盛，何病不愈？然而当患者到门诊时，我才发现他竟是一个羸弱的小伙子，与我最初猜想的形象大相径庭。就这体质，他能干石雕工？

患者诉说 3 周前，老板因赶工期，他们没日没夜地加班。他说到这里时，我强调这重体力活怎能无休止地加班？据说是饭后立刻蹲在地上做"圆雕"（一种石雕工艺）工作，当天下午即感腹部不适。至晚上，不仅腹满腹胀，还恶心难忍！患者到药店购药服用，并未好转。第 3 天，患者辗转至医院做胃镜，诊断为浅表性胃炎，服用了"兰索拉唑、达喜、多潘立酮"等药物，病情非但未减轻，反而加重。

患者进一步描述："中午饭刚吃完就到工地干活。晚饭也是，刚吃完就继续干到 9 点。"

"下午腹部就开始胀了，感觉很撑，像没消化一样，还恶心。我心里就暗暗叫苦。没想到晚上又叫加班，那个晚上下来直接疼得不行，还吐了一次！这活真是要命。"患者继续诉苦，似乎满腹胀气与苦水。

"有拉肚子吗？中午晚上都吃些什么？"我引导着问。

"工地啊，就那两菜一汤。能有啥好吃的。大家都一样，他们没事，我这肯定是干活多了。"患者认为，刚吃饱就蹲着干活导致了消化不良。

别看他是粗人，讲起话来却挺有道理。刚吃饱就蹲着，确实容易导致消化不良。

"吃饱马上干活是个因素，但吃什么也得注意。"我继续引导。

"工地能有啥好吃的！就是红烧三层肉、青菜、紫菜蛋花汤。晚上多了个油炸鱼，没了。天天如此。"患者继续抱怨。

"红烧三层肉啊，好吃吧？你是不是吃多了？这可不容易消化。"我也是个吃货，一听红烧三层肉就馋。深知吃货见到那肥嫩多汁的红烧三层肉，定会忍不住多夹几块，定是吃多了！

"嘿！我们是干粗活的，没点油水怎么行？没有红烧三层肉，也得有红烧猪脚！没点油腥味，谁能干这粗重活？"妈呀！刚说红烧三层肉，又说红烧猪脚。这还怎么看病？我直咽口水，赶紧吩咐护士倒茶来喝。还能不能好好看病了，怎么一直讲吃的？

为了缓解尴尬，我回头看了看旁边候诊的其他患者，发现其中一位丰腴的年轻女患者也在咽口水。四目相对，她害羞地笑了，我也会心一笑，此刻，无关情感，只关美食！

"你别再讲吃的了，大家都被你馋到了！说说你后来吃什么药了，把胃镜报告给我看看。"我自嘲道，却引来旁边一阵哄笑。难得，诊室里有如此欢快的氛围。

"医生，这是胃镜报告和血常规报告，大便常规我没做。"患者从兜里掏出皱巴巴的报告单递给我。

"血常规正常，胃镜报告显示为浅表性胃炎！"我简单扼要地讲解着。

"这大便常规，怎么没做呢？"我补充问道。

"没大便,做那些脏兮兮的!"患者抱怨道。

"几天没大便了呀?近段时间都这样吗?"

"两天一次,大便正常,不硬!"我突然间发现他回答得很专业,应该是前面医生问过。

"你这个应该没多大问题,就是浅表性胃炎,吃吃药很快就好!"我把脉后非常肯定地跟他说。

"这医生靠谱!讲话实在!不会模棱两可!"患者听我讲完,当场跟旁边的其他人称赞道。

脉诊。

宏观脉象:左关沉而无力,双尺大脉。

微观脉象:双尺可及肠形,形大饱满。可及"泥团样"燥屎脉晕,指感硬实。

## 经方脉法思路分析本案

脉诊。

宏观脉象:左关沉而无力,双尺大脉。

微观脉象:双尺可及肠形,形大饱满,可及"泥团样"燥屎脉晕,指感硬实。

我们先分析宏观脉象。

依据"沉脉病入里"的病位判断原则,患者出现左关沉脉,病位在里。

依据"气虚:虚软无力"的病机判断原则,患者出现无力脉,为气虚病机。

再依据"太阴病:里虚里寒,虚弱太阴"的六经判断原则,患者左关沉而无力脉,为体内气虚病机,里虚之证,则可判断为太阴病。

依据"实:实性有余,实性旺盛。积滞亢进,实大刚硬"的病机判断原则,患者出现双尺大脉,为实性病机。

再依据"阳明病:里实里热,实大阳明"的六经判断原则,患者的实性病机,则判断为阳明病。

综合分析宏观脉法,可判定为太阴阳明合病,且双尺大脉,没有洪大滑数等多个实脉支撑,阳明病处于次要地位。

那微观脉象是否支持上述判断呢?让我们接着来分析微观脉象。

微观脉象：双尺可及肠形，形大饱满。可及"泥团样"燥屎脉晕，指感硬实。

依据"实：实性有余，实性旺盛。积滞亢进，实大刚硬"的病机判断原则，患者出现形大饱满脉晕，又有"泥团样"燥屎脉晕，指感硬实，都可判定为实性病机。看来，从微观脉象的判断，也可以定为阳明实证。

我们综合了宏观与微观脉象的病机，判定为太阴阳明合病。

那选什么方剂呢？

治疗以阳明病为主的合病太阴病的经方较多，如白虎加人参汤、黄连阿胶汤、附子泻心汤等，但从合病主次及症状、脉象来讲，显然不符。

既然没有单方可选，可选合方。

以太阴气虚为主病，可以选茯苓饮；以阳明病为次，可加黄连苦寒泻之。

拟方：茯苓饮加黄连，2剂。

**二诊：2019年3月30日。**

"医生啊，有一点好转，还是很难受，药要不要下重点，快点好。老板等着我干活呢。"话说得好听，但他一脸的痛苦表情，人都病恹恹的，还想着给老板干活。

"你还是专心养好病吧，别想着工作、工作。"我劝慰道。

"我要赚钱呀。家里好几口人等着吃饭，等着我养呀。"他苦笑着说道。

"好几口人？"那是多少人啊？想想那么多人要吃饭，压力真大。

"有你这样想事情的吗？若算牙齿，我家也有好几百颗也要吃饭。要天天这样想，那每个人都很紧张！"旁边的患者哄堂大笑！

讲些与病情无关的话题，只是为了缓解紧张的医疗氛围，但我的脑子里还是快速地转着，思考着疗效为什么不显著，这种急病两天就应该好转才对，是哪里没有处理得当？

我们再次把脉分析脉象。

**脉诊。**

宏观脉象：左关沉脉，双尺大脉。与一诊脉象相比，关部无力脉已消失。

微观脉象：双尺可及肠形，形大饱满，可及"泥团样"燥屎脉晕，指感硬实。与一诊脉象相比，没有明显改变。

我们来分析一下二诊脉象。

依据"气虚：虚软无力"的病机判断原则，患者出现无力脉，为气虚病机。而如今无力脉已消失，说明太阴气虚的病机得到恢复。

再看微观脉象，双尺肠形形大饱满依旧，"泥团样"燥屎脉晕依旧。

依据"实：实性有余，实性旺盛。积滞亢进，实大刚硬"的病机判断原则，患者实性病机并没有明显改变。

综合二诊宏观与微观脉象，太阴亏虚得到明显修复，而阳明实证并没有得到改善。目前重点已转变。二诊的病机重点在于阳明实证。而一诊用黄连来解决阳明实证没有得到有效改善。我们需要改变的是，对阳明实证的处方重新斟酌。

我们再度分析一下脉象。

依据"三焦对应：病在上焦应双寸，病在中焦应双关，病在下焦应双尺"的病位判断原则，患者出现双尺大脉，病位在下焦。

而微观脉象出现双尺肠形"形大饱满"及"泥团样"燥屎脉晕，指感硬实，也是下焦实证的表现。"泥团样"燥屎脉晕，说明肠腑中大量燥屎，为腑实之证，即阳明腑实。

针对阳明病下焦的腑实之证，我们首先考虑大承气汤，有大承气汤通腑荡积，阳明腑实可望速解！

拟方：大承气汤，2 剂。

**三诊：2019 年 4 月 1 日。**

"医生，您下的什么猛药呀？跑厕所都来不及，但真的好了！真神！赶紧给我止泻，上班去！肚子不胀了，但变成拉肚子了，不会一病未好又起一病吧，那还了得！"他的肯定中夹杂着否定，一边念叨着上班，一边又担心拉肚子。

"拉几天就好！你那下水道不通，就该让它通畅！"我尽量用最直白的语言回复他。

"哦，原来是通下水道呀！那排出来的都是毒吗？"他一脸惊讶。

"对对对，那就是你体内的垃圾，排出去才会好！"我赶紧附和着。

**脉诊。**

宏观脉象：左关沉脉，双尺沉脉。与二诊脉象相比，双尺部大脉已消失。

微观脉象：双尺可及肠形，形稍饱满。与二诊脉象相比，双尺部形大及"泥团样"燥屎脉晕、指感硬实脉已消失。

我们来分析一下三诊的脉象。

依据"实：实性有余，实性旺盛。积滞亢进，实大刚硬"的病机判断原则，无论是尺部的大脉消退，还是指感硬实的"泥团样"燥屎脉晕消失，都表明下焦的阳明腑实证已消失！

这个脉象无可争辩地告诉我们，阳明腑实证已解决，病愈了！无须再用药！

告知患者停药，当天患者未再腹泻，病愈。

## 回顾病案

本医案以"反复腹部胀满伴恶心3周"为主诉求诊，病程虽短，仅3周，属相对的亚急性病。然而，我们却用了4天才治愈，虽不能说疗效不佳，但总觉得未能达到速效神奇的效果。然而，我们依然选择分享此病例，因为我们不畏惧出错，此案例蕴藏着实性病机及最核心的脉象。

让我们再次回顾本案治疗经过。在一诊时，我们就对患者的宏观脉象与微观脉象进行了全面把握，并诊断为太阴阳明合病。当时我们倾向于先治疗太阴病，虽然患者症状有所缓解，但根本问题并未解决。

二诊时，我们发现一诊所针对的太阴亏虚脉象已得到修复，但阳明实证的脉象并未改变。宏观脉象显示尺部大脉依旧，微观脉象中"指感硬实的'泥团样'燥屎脉晕"也未明显改变，于是我们重新审视病机的主次。

对二诊脉象进行详尽分析后，我们认为"指感硬实的'泥团样'燥屎脉晕"最主要地表明阳明腑实证。通过大承气汤2剂泻下，病情告愈，这也证明了我们对病机的判断准确无误。

## 总　　结

"指感硬实的'泥团样'燥屎脉晕"符合"实：实性有余，实性旺盛。积滞亢进，实大刚硬"的实性判断原则，其最主要特征是脉感的"刚硬"。因此，在脉象分析中，我们应抓住两个特征：一是符合"实性有余"，二是符合"实大刚硬"。"有余"是所有实性病机的共性特征，"实大刚硬"则是对"实性有余"的高度概括。

大家只要掌握以上口诀，对实性病机便能一眼辨认，绝不出差错！

# 案八 太阳表实，实大刚硬

在案七中，我们总结了"实大有余，实大刚硬"的实性病机诊断口诀金标准，并举例说明了阳明腑证。阳明腑证属于里实之证，但有人不禁要问："实大有余，实大刚硬"的口诀是否仅适用于里实证？表实证能否同样使用？

任何真理都在质疑中求证，也在质疑中完善。中医学亦不例外。我们也一直在探索"实大有余，实大刚硬"的实性病机诊断口诀是否适用于表实证。带着这样的疑问，我们不断求索。

终于，有一个病例堪称典型，足以证明"实大有余，实大刚硬"是所有实证病机诊断口诀的金标准。

## 病案举例

笔者曾治疗一例周身疼痛案例。初诊：2019 年 6 月 1 日。

患者林某，女，65 岁，以"胸闷气促 3 年余"为主诉求诊。患者为比丘尼（出家女众）。因反复胸闷气促，多处求医未果，经人介绍，求诊于我处门诊。有时，经熟人介绍的患者，总会说某某人有什么怪病看了几年都不好，介绍到我这里。我心里总是想，在当今西医发达的时代，各种精良先进仪器齐备，信息高度发达，一个病诊断不清，简直匪夷所思。所谓的诊治不清或多处求医不愈，大多数都有其他非医疗原因。对于这位比丘尼的胸闷气促 3 年余的主诉，我初时猜测，除了心肺疾病，就是食道或纵隔疾病，要么能保守治疗，要么能外科手术治疗，理应搞得清清楚楚。治不好总有原因。

这一天，6 月 1 日，儿童节。我们照常上班。当然，这与我们这些大人无关，只能乖乖上班，但偏偏很多人都不甘心自己过不上儿童节。来看看我们的患者是怎么说的。

"大夫呀，不是说你这个节假日放假吗？怎么今天还有上班呢？我还一直让居士给您打电话预约呢？"这位出家师父一进门诊，一边双手合十，一边开起了玩笑。满脸的笑容，完全不像来看病的。通常患者来都是满脸愁容的。

"感谢师父祝福！我要是能过上儿童节那可开心了，可惜没那么年轻。"我赶紧笑着回应。真是瞬间欢声笑语。真的，会说话的人去哪里都受欢迎。

"大夫，人家都说您是老中医，是神医，没想到您这么年轻啊！您就是陈主任没错吧？"出家师父又半质疑半开玩笑地说。

"谢谢师父，虽然不算老，但也不年轻了！我看师父也很年轻呀！"我被奉承了几句，心里好像飘了，开心极了！师父听我奉承也开心极了。互相赞美，真的是一剂世间不可多得的良药呀！

关闭互吹模式，进入状态，开始看诊。

"我这胸闷气促，爬您这个楼啊，都喘得不得了！刚才我在外面歇了一阵，调整了状态才进来的。"我的门诊在偏僻的二楼，没有电梯。爬一层楼就喘，那心肺功能就较为严重了。

"没有爬楼梯不喘的时候吗？走路的时候喘吗？"我详尽且专业地追问道。

"走快也喘，气喘的时候胸闷得慌！"出家师父收起了笑脸，慢慢严肃了起来。毕竟讲述的是病情，没那么轻松了。

"去哪里看过，做过哪些检查呀？有没有带来？"

"我有一个俗家弟子在医院心血管科当主任。他让我去他们医院住院检查，还做了造影！但是那次造影差点要了我的命！"她开始表现出痛苦表情，拿出相应的检查单给我。

"你这个造影显示升主动脉扩张，已经 50mm 了，外科评估算是重度的了。当初没有手术方案吗？"我盯着造影报告单，不无忧虑地对她说，毕竟这不是小病。看来这真是疑难杂症，怪不得到处治不好。

"当初做造影的时候，从我胳膊打药进去，我就胸闷，突然间就晕了过去，还抢救了一阵才醒过来。从造影过后，我的胸闷气促就加重得很明显。医生认为是造影过敏。但我是胸闷气促加重呀，皮肤没过敏呀！"她非常疑惑，也表现出惊恐的神色！看来那段日子，在她心中的阴影是很大的。

"专科医生的判断大概率都是正确的。一般情况下，那种造影剂的过敏可能会导致休克。你这是命好。"我讲解着，企图帮她解除疑惑。

"阿弥陀佛！感恩菩萨保佑。"出家师父双手合十，闭眼念佛，无限虔诚。看着她虔诚的表情，我瞬间被感动了。

脉诊。

宏观脉象：双寸浮细微而迟，双关尺沉细无力。

微观脉象：心脉晕浮起，心形纤瘦，心搏缓慢而无力，左心室脉晕扁塌而按之无力。

## 经方脉法思路分析本案

脉诊。

宏观脉象：双寸浮细微而迟，双关尺沉细无力。

微观脉象：心脉晕浮起，心形纤瘦，心搏缓慢而无力，左心室脉晕扁塌而按之无力。

先分析宏观脉象。

依据"浮脉病在表"的病位判断原则，患者出现双寸浮，病位在表。

依据"虚寒：细小微弱虚，迟缓弦虚寒"的病机判断原则，患者出现细微而迟脉，为虚寒病机。

再依据"少阴病：表虚寒者，虚浮少阴"的六经判断原则，患者双寸浮细微而迟的表虚寒病机，可以判断为少阴病。

依据"沉脉病入里"的病位判断原则，患者出现双关尺沉，病位在里。

再依据"太阴病：里虚里寒，虚弱太阴"的六经判断原则，患者双关尺沉细无力脉为里虚寒病机，可以判断为太阴病。

综合分析宏观脉象，可以判定为少阴太阴合病。

那微观脉象是否支持上述判断呢？接下来分析微观脉象。

微观脉象：心脉晕浮起，心形纤瘦，心搏缓慢而无力，左心室脉晕扁塌而按之无力。

依据"虚：虚性不足，虚性软陷。虚性沉衰，虚弱无力"的病机判断原则，患者出现的心脉晕形纤瘦、扁塌，心搏缓慢而无力都符合"虚性病机"特征，可判定为虚性病机。

从综合宏观、微观脉象分析表明：符合少阴太阴合病诊断。

符合少阴太阴合病者可考虑真武汤。

拟方：真武汤 5 剂。

出家师父取药后双手合十而归。

**二诊：2019 年 6 月 6 日。**

"阿弥陀佛！大夫，疗效神速，不愧为神医！" 5 天后，独特形象的出家师父如约就诊。双手合十，开口念佛，一副非常虔诚的样子，今天也表现出非常欢喜的神情。

**脉诊。**

宏观脉象：双寸浮细，双关尺沉细无力。与一诊脉象相比，微脉、迟脉消失。

微观脉象：心脉晕浮起，心形纤瘦，左心室脉晕较饱满而按之无力。与一诊脉象相比，心搏缓慢状况消失，扁塌的心脏变得相对饱满。

我们来分析一下二诊的脉象。

依据"虚寒：细小微弱虚，迟缓弦虚寒"的病机判断原则，患者微脉、迟脉消失，说明虚寒病机得到修复。

依据"虚：虚性不足，虚性软陷。虚性沉衰，虚弱无力"的病机判断原则，患者心搏缓慢状况消失，扁塌的心脏脉晕变得相对饱满，说明虚性病机明显恢复。

看来一诊富有成效。虽然虚性病机得到修复，但少阴太阴合病病机未变，可守方继进。

拟方：真武汤 5 剂。

**三诊：2019 年 6 月 11 日。**

"大夫，再给我详细看看，这次反应很大，吃到第 3 天的时候，突然周身疼痛不已，头痛背痛，腰也痛！"这天出家师父明显没有往日的笑容，取而代之的是疲惫而稍带痛苦的脸色。我听她这番诉说深感意外。一诊疗效都挺好，守方未变，应该进一步好转才对。

带着深深的疑惑，我进一步进行脉诊。

宏观脉象：双寸浮紧而细缓。

微观脉象：右寸下肺脉晕浮起，肺表形态扁平偏瘦。右寸桡侧缘"夹心饼样肌肉脉晕"出现，指感硬实而冰冷脉晕。

看了上述脉象，明显复杂。按原则，先分析宏观脉象。

依据"浮脉病在表"病位判断原则，患者出现双寸浮，病位在表。看来患者表证未解。

依据"虚：虚性不足，虚性软陷。虚性沉衰，虚弱无力"病机判断原则，患者出现细缓脉，为表虚病机。

但患者有紧脉出现，表虚证很少出现紧脉。

依据"寒：寒性收引"病机判断原则，紧脉有收引之象，可解为寒性病机。

再依据"太阳病：表实表虚，实浮太阳"六经判断原则，患者双寸浮紧而细缓脉，为表虚证，属太阳病之表虚证。

综合宏观脉象分析，患者为太阳表虚证。

太阳表虚证，最经典的用方就是桂枝汤。

拟方：桂枝汤 2 剂。

虽然详尽分析后又拟完处方，但我心中仍然存疑。

再分析微观脉象。

依据"虚：虚性不足，虚性软陷。虚性沉衰，虚弱无力"病机判断原则，患者右寸下肺脉晕浮起，肺表形态扁平偏瘦。扁平偏瘦符合虚性特征。

看来太阳表虚的分析并无错，且患者本来为少阴病，因服用真武汤后，体质增强变为表虚证也是有可能的。

又出现一个问题，这个问题是和微观脉象同时出现的：右寸桡侧缘"夹心饼样肌肉脉晕"出现，指感硬实而冰冷脉晕。

依据"实：实性有余，实性旺盛。积滞亢进，实大刚硬"及"寒性冰冷"病机判断原则，患者出现感硬实而冰冷脉晕，为实寒病机。

但考虑到当初是少阴太阴合病，如今变证为表虚证，仍属于虚证，一下子变为表实寒，患者哪来这么大的正气？表实用可是麻黄汤类方大汗，为了安全起见，我仍然坚持用桂枝汤两天。

依旧拟方：桂枝汤 2 剂。

**四诊：2019 年 6 月 12 日。**

"大夫，有好一点点！再帮我详细看一下！"出家师父仍然非常尊敬地双手合十，但表情依旧痛苦。看来这好一点点是一点都没好！我自然心中有数。

**脉诊。**

宏观脉象：双寸浮紧而细，与三诊脉象相比，缓脉消失。

微观脉象：右寸下肺脉晕浮起，肺表形态稍紧绷。右寸桡侧缘"夹心饼样肌肉脉晕"出现，指感硬实且冰冷脉晕愈加明显。与三诊脉象相比，肺表形态扁平偏瘦消失，不同的是指感硬实且冰冷脉晕愈加明显。

依据"实：实性有余，实性旺盛。积滞亢进，实大刚硬"及"寒性冰冷"病机判断原则，患者出现指感硬实而冰冷脉晕明显，为实寒病机凸显。

再依据"太阳病：表实表虚，实浮太阳"六经判断原则，患者为太阳表实寒证。

如今，狡猾的病机终于暴露无遗！

我果断地想到葛根汤！

拟方：葛根汤2剂。

**五诊：2019年6月14日。**

"终于活过来了！这两天经历了极端痛苦！大夫，谢谢您！这是什么原因？为什么突然间反复呀？还好缓过气来！阿弥陀佛！"出家师父一脸轻松，口中念佛！

"没事，你是中间外感了，之前的病情还是之前的。只是中间增加了一个外感的症状。现在外感好了，回到治疗前面的病，不是前面的病情复发或者加重！"我解释道。

"阿弥陀佛！"师父双手合十，虔诚念佛！

再次脉诊。

神奇的是，右寸桡侧缘"夹心饼样肌肉脉晕"指感硬实且冰冷脉晕，完全消失！

## 回顾病案

本医案，本来是一个升主动脉扩张的患者，一诊的治疗本来非常顺利，且收到较好的效果。

患者在二诊、三诊的时候，实际上是在原有的疾病当中增加了一个外感症状，脉象突然间跟一诊完全不同。在本来正气衰弱的情况下出现浮紧脉象，浮紧脉象属于表阳证，表阳性属阳。而之前患者属于少阴太阴合病，是完完全全的阴证、虚证，一下子转为阳证，觉得有些困难。模棱两可之时依据表虚证来治疗。实践证明，如果不依据脉象特征来分析，单凭依据理论来推导，是容易出差错的。

　　在四诊的时候，我们依据"实：实性有余，实性旺盛。积滞亢进，实大刚硬"的判断原则，特别是"实性有余，实大刚硬"核心金标准，我们毅然判断为太阳表实证。

　　使用了两天的葛根汤，完美收功，无声地告诉我们判断的准确性。

　　这个病案本质为虚证，病情较久。判断为表实证，完全依靠微观脉象出现右寸桡侧缘"夹心饼样肌肉脉晕"指感硬实且冰冷脉晕，依据"实性有余，实大刚硬"核心金标准来判断实证。

　　后面历经的无数案例证明："实性有余，实大刚硬"是所有的实性病机的核心金标准。

# 案九 虚小不足，虚弱无力

　　我们在宏观脉象的诸多病例中，最后总结出虚性病机的诊断口诀："虚：虚性不足，虚性软陷。虚性沉衰，虚弱无力。"这个口诀历经无数病例臻于完善。那么，它是否同样适用于微观脉象呢？在微观脉象中是否有更精炼的方法或者需要补充的内容呢？

　　我们带着这样的问题不断探索。后来发现，实质上有更精炼的口诀，大家只要掌握这个大原则，就不会出差错，不管是宏观脉象还是微观脉象，都可适用。当然了，这个精炼的口诀，也就是"虚性病机"诊断的金标准。

　　掌握"虚性病机"诊断金标准之前，必须对宏观脉象虚性病机诊断口诀有着深入的理解和熟练的应用在这个基础上精益求精。

　　让我们来看看"虚性病机"金标准是如何形成的。

## 病案举例

　　笔者曾治周身疼痛案例。初诊：2019年2月2日。

　　患者刘某，女，8岁，以"持续脱发1月余"为主诉求诊。患者为朋友的女儿，才上小学二年级。这么小的孩子，怎么会脱发呢？全家人非常紧张。

　　在大家印象中，不都是老人家脱发或者重病脱发，或者遇到什么打击才脱发吗？这么小的姑娘，在上小学，处于特别单纯的年龄，她也不可能有什么打击又才8岁，处于生机勃勃的年龄，人体正气正旺，且最近也没有感冒、发热、吐泻或其他疾病，一下子脱发，一脱一大把，全家上下惊恐而紧张，生怕有什么大病。脱发1周后，患者马上被送到大医院检查（某校附属医院，三甲级别）。

　　这也难怪，每个宝宝都是家长的掌上明珠，何况有病，那还不得"朝野震动"。

　　经医院诸多专家诊治，大家一致认为只是脂溢性皮炎导致的脱发，并不是什么大病。全家才放下一颗心，高兴而归。然而使用医院开的外洗剂及内服剂并没有多大疗效，不得已求诊于我处门诊。

"你看，昨天洗头掉了这么多头发！"患者妈妈拿出手机拍照的照片，一大撮的头发！看起来确实很多。我们检查患者的头发，并没有明显像斑秃一样的症状，也没有很明显的皮疹和脱屑。问患儿有没有瘙痒，也没有。这脂溢性皮炎的诊断显得有些牵强呀！

"不吃饭，两三天一次大便，这肯定便秘了吧？还口臭！"患儿母亲用焦虑而责怪的口吻代诉着。这么专业的讲述，是往湿热方向走吗？突然觉得掌握太多中医知识的家长会有太多的主观判断，对医生并非好事。我们当医生的要有定力，坚持自己的判断，绝不能被带偏！

"两三天一次大便，大便是软的还是硬的？口渴吗？每天喝多少水？晚上睡得好吗？会出汗吗？"我先问大便是软是硬，分辨这便秘是虚是实，是寒是热；口渴、喝水也是在辨寒热，有中医基础的都懂！她妈妈也不例外。

"大便肯定硬了，很热，又不吃蔬菜，能不热吗？不爱喝水，都要一直催！"她妈妈明显又很抱怨。难道在家带娃的妈妈都会有这种怨气吗？

"你看嘴唇都很红！这不上火吗？不积食吗？"患儿母亲继续补充道！

**脉象：脉数，左关浮涩。**

## 经方脉法思路分析本案

**脉诊：脉数，左关浮涩。**

依据"食积关浮涩"病机判断原则，患者出现左关浮涩脉，为食积病机。

依据"热：热性涨大，热性升腾。热灼红肿，洪数有力"病性判断原则，患者出现脉数，为热性病机。

再依据"阳明病：里实里热，实大阳明"六经判断原则，患者脉数为阳明热，同时有食积病机，可判定为阳明病夹食积。

《方剂学》里面就有一个特别符合阳明病夹食积的方剂，即保和丸。不必拘泥于经方，取之可用。

拟方：保和丸（汤）5剂。

从我们的分析结果跟症状病症表现相符来看，也确实有上火、有积食，看来患者妈妈的中医功底深厚啊！

**二诊：2019年2月6日。**

这日门诊，患者妈妈带着患儿在候诊厅焦虑地等待着。一看那神情，定然知道药效不好。好不容易轮到她就诊。又是拿出几张这两天脱发的照片，仍然是一大撮一大撮的头发。她眼睛发红，看她泪水在眼眶里打转，病在儿身，疼在母心啊！

患儿脉象相对单纯，一般情况下，宏观脉象就能表现得淋漓尽致。儿童气血旺盛，生机蓬勃，体内瘀滞少见。脉象很少出现较大的脉晕形态。如果不是特别的病情，一般并不展现出微观脉晕，所谓"善者无形，恶者有形"！

但既然宏观脉象没办法完全展现病机，就必须从微观脉象上探寻！

**脉诊。**

宏观脉象：脉数，左关浮涩。

微观脉象：左关可及脾胃脉晕，脾胃脉形瘦小而沉下，按之软塌无力，有"颗粒黏腻样"异常脉晕，久候有冰冷指感。

宏观脉象不再重复，我们来分析一下微观脉象。

从这里的微观脉象可发现一个重大的特征：脾胃脉形瘦小而沉下，按之软塌无力。

依据"虚：虚性不足，虚性软陷，虚性沉衰，虚弱无力"的病性判断原则，患者出现脾胃脉形瘦小而沉下、按之软塌无力之脉象，明显符合不足、软陷、虚弱无力的特征。因此，可以直接判断为虚性病机。

依据"寒性冰冷"病机判断原则，患者出现久候冰冷指感脉，为寒性病机。

综合上述微观脉诊，此脉象属于虚寒。

那食积病机存在吗？

综合宏观脉象与微观脉象来判断，食积病机是存在的，且有虚寒病机的存在。

依据"太阴病：里虚里寒，虚弱太阴"的六经判断原则，虚寒属太阴病。在此，我们纠正了宏观脉象凭"数脉"单一脉象定位阳明病的失误。

再次综合分析，判断为太阴里寒夹食积。

依据六经常用方剂，太阴里寒可选理中丸（汤），而食积可选焦三仙。

拟方：理中丸合焦三仙，共 5 剂。

三诊：2019 年 2 月 11 日。

今天是 11 号，患者妈妈如约而至。距离上次门诊刚好过了 5 天，我们也开了 5 天的药。而一诊与二诊均开了 5 剂药，但她过了 4 天就来了。看来这次是从容不迫，应该有效果了吧。果然，这位妈妈领着孩子，满面春风，一进诊室就教孩子叫医生叔叔。之前可没这样的闲情逸致，也没再提照片的事，直接说"最近不怎么掉头发了""谢谢主任"之类的客气话，显得轻松而从容！

虽然病情有所好转，但我再次诊脉发现：宏观脉象脉稍数，左关沉。与二诊相比，数脉减缓，浮涩脉消失，代之以沉脉。微观脉象显示左关可及脾胃脉晕，脾胃脉形正常而沉下。与二诊相比，胃形瘦小已恢复，也不再软塌无力。这表明胃腑的形态功能得到较好恢复。

通过与二诊脉象的对比，整个胃腑脉晕得到明显恢复和改善，积食也已消退。但脉气仍然沉下。

依据"寒：寒性收引，寒性下沉"的病性判断原则，患者出现沉脉，为寒性病机。因此，太阴寒性病机并未得到完全修复，可继续守理中丸方。

拟方：理中丸加鸡内金，共 5 剂，善后。

## 回顾病案

本医案为脱发案例。若是成年人，此类情况在临床中尤为多见，但此案例却发生在儿童身上，这在临床上并不多见。因此，当初家长非常紧张。作为医生，我们对儿童脱发也首先考虑皮肤疾病，再排除全身性疾病。但作为家长，他们首先想要排除的是重大疾病，因为在大家的观念里，孩子不可能严重脱发，一旦出现则可能意味着大病。当排除了血液性疾病及其他消耗性疾病后，家长才能真正放心。

脱发这一临床症状，在成年人的治疗中也需要相对长的时间。而本案的疗效较佳，有几个原因：内在原因是儿童气血充足，生机蓬勃；外在因素则是我们医生的辨证准确，使得疗效能够跟上。

总结本案一诊与二诊，最大的问题是虚实辨证的方向性问题。

我们来看一下实性的诊断口诀："实：实性有余，实性旺盛，积滞亢进，实大刚硬。"其中，"实大有余，实大刚硬"是其诊断核心金标准。

再来看虚性的诊断口诀："虚：虚性不足，虚性软陷，虚性沉衰，虚弱无力。"那么，虚性的诊断核心金标准是什么呢？只要抓住这个核心，就不会再出现错误。

带着这个问题，我们总结了二诊与三诊之间的情况。二诊时微观脉象显示：左关可及脾胃脉晕，脾胃脉形瘦小而沉下，按之软塌无力。

依据虚性诊断标准口诀，最典型的是"瘦小"的胃脉晕，又伴有软塌无力。明显表现出虚弱不足的特征。我们可以再次浓缩虚性的诊断标准为"虚小不足，虚弱无力"。

"不足"是虚性的方向性总结，"瘦小"脉象（脉晕）形态是最特征性的改变，"无力"则是脉气力量的写实。虚性的定位就是无力的脉搏或无力的脉晕。

虽然我们对虚性核心标准有了最终定义，但它是否适用于所有虚性病机呢？假如我们将上述病机（太阴病）定义为里虚，那么上述标准是否同样适用于表虚？让我们拭目以待！

# 案十 太阳表虚，相对不足

太阳病分为太阳表实证与太阳表虚证。

太阳表虚证（太阳中风），主要的临床表现是发热、恶风寒、汗出、脉浮缓。相应的典型条文有条文 2 "太阳病，发热汗出，恶风，脉缓者，名为中风"；条文 13 "太阳病，头痛发热，汗出恶风，桂枝汤主之"等。这些条文主要阐述的是太阳表虚证。当然，太阳表虚证及相应的桂枝汤证还有繁多的条文，我们不再一一列举，只需了解其条文精神即可。

这里有个问题：表虚证是虚证吗？从原则上来讲，它并非绝对虚证，而是太阳病里阳证中相对的虚证。如何判断这个相对虚证？"虚小不足，虚弱无力"的虚证判定标准是否同样适用呢？如果能快速判断太阳表虚证，不仅能在临床上带来特别高效的辨证诊断，也能让我们在解读繁多的桂枝汤条文时更加清晰明了。

带着诸多的疑问，我们进入临床一一试用，惊奇地发现，"虚小不足，虚弱无力"的虚证判定金标准同样可以用来判断太阳表虚证。

我们挑选了其中一个案例，供大家参考。

## 病案举例

笔者曾治疗一例头颈疼痛伴汗出的案例。初诊：2018 年 4 月 1 日。

患者黄某，女，18 岁。主诉：头颈疼痛伴汗出 1 周余。姑娘正值高三，面临高考，距离 6 月 7 日的高考仅剩两个多月。班上的百日冲刺，赫然仅剩 60 余天。每个人都异常紧张，焦虑情绪不仅弥漫在考生中，也传达到了每个考生背后的家庭。对于这些高考家庭而言，这些天无疑是最难熬的。

偏偏就在这时，小姑娘出现头痛，并时不时出汗，体温正常，全家人特别紧张，一会儿认为是着凉了，一会儿认为是劳累所致。以前碰到类似的小问题，无非是去药店拿点药吃。但如今，正值关键时刻，全家人紧绷的神经似乎达到了极限，于是紧急将她送往三甲医院急诊。急诊科医生检查后发现体温、血压、血常规均正常，认为是高考前夕休息不足、紧张焦虑所致，并未开药，只是建议回去好好休息。

休息两天后，头痛加重，波及颈部，头颈疼痛加剧，汗出也更为明显。姑娘一向坚强，没有大事一般不说。家长看到女儿一直出汗，误以为是头痛导致出汗，瞬间更加紧张和焦虑。于是又托熟人前往正骨医院（二甲）就诊。

这次可谓大动干戈，进行了颅脑核磁共振、颈椎核磁共振、生化全套、心电图等一系列检查。家长表示："该查的都查了，不该查的也查了，就是没问题。"

"我就不明白了，检查都没问题，孩子总说头痛，急死我了！"家长语气中透露出急迫和焦虑。

"以前没有什么基础病吧？怎么头痛的？一周查了这么多呀？"我翻阅着厚厚的检查报告，也不禁嘀咕了一声。

"高考啊，高考啊，再过60几天就高考了！"家长加重语气，提高语调，显得无比焦虑。

"孩子一天睡几个小时啊？痛的时候能正常睡觉和做作业吗？"

"一天四个半小时到五个小时，12点半到凌晨1点才睡，早上5点就起来。高考嘛，他们同学都这样！"家长在描述病情时，"高考"这两个字反复出现，不知说了多少遍。旁边候诊的患者似乎也被这份焦虑所感染。

是的，焦虑是可以传染的！我的心也不禁跟着焦虑起来。

"我看这些检查都没问题呀，你别太紧张，别一直提高考！你这样子太紧张了，孩子也跟着紧张，我都被你传染了。"我试图缓解一下氛围，但似乎效果不大。

我也开始怀疑，是不是孩子太紧张和休息不足导致的头痛，但作为一名医生，我还是需要认真把脉。

脉诊。

宏观脉象：双寸浮缓偏细。

微观脉象：右寸下肺脉晕浮起，肺表形态扁平偏瘦，而肺表之气按之平整而柔软，肺脉晕内无纹理夹杂。

## 经方脉法思路分析本案

脉诊。

宏观脉象：双寸浮缓偏细。

微观脉象：右寸下肺脉晕浮起，肺表形态扁平偏瘦，而肺表之气按之平整而柔软，肺脉晕内无纹理夹杂。

按原则顺序，先分析宏观脉象。

依据"浮脉病在表"的病位判断原则，患者出现双寸浮脉，显然病位在表。

依据"虚：虚性不足，虚性软陷，虚性沉衰，虚弱无力"的病性判断原则，患者出现缓偏细脉，虽无明显沉衰和无力，但仍符合虚性不足的虚性病机特征。此"虚"仅表现为偏虚，未出现特别明显的虚象。

再依据"太阳病：表实表虚，实浮太阳"的六经判断原则，患者浮缓偏细脉可判定为表虚证，即太阳病表虚证。

从上述宏观脉象分析来看，思路清晰明了，患者即为太阳表虚证，并无复杂性可言。

鉴于患者是一名高考学生，且简单的头颈疼痛令全家如此紧张，我们还是再详细分析一下微观脉象。

微观脉象：右寸下肺脉晕浮起，肺表形态扁平偏瘦，而肺表之气按之平整而柔软，肺脉晕内无纹理夹杂。

依据"虚小不足，虚弱无力"的微观脉象病性判断原则，患者出现"肺表形态扁平偏瘦""柔软"等脉晕特征，同样符合虚小、不足、无力等虚证特征。

综合宏观脉象与微观脉象，判定患者为太阳表虚证，符合桂枝汤脉证。

拟方：桂枝汤1剂。

**二诊**：2018年4月2日。

我们昨日已开桂枝汤1剂。首先，病程仅1周，且为外感，通常一两天即可好转。其次，考虑到患者及家人较为焦虑急躁，恐难耐心等待。果然，患者及家长早早便在门诊等候。

"主任，昨天吃的您那一剂药，姑娘说感觉好一些了！"我向来不轻信"好一些"这类模糊的表述，有时患者这么说，只是碍于情面不便直接反驳。

"你的头痛是好转了，还是加重了，还是一样？请如实告诉我！"我非常认真且严肃地看着患者的眼睛问道。

"叔叔，头痛没有加重，是真的好一点，汗出也少了一点。"患者认真思考后，又非常认真地回答。显然，她看到我如此认真询问的神情，有点惊讶，在回答"真的"时特别加重了语气！看来，这姑娘并不懂世故，她是如实回答的。我也确定这桂枝汤是起效果了。

**二诊脉诊。**

宏观脉象：双寸浮缓，与初诊脉象对比，偏细脉象已恢复正常。

微观脉象：右寸下肺脉晕浮起，肺表形态稍饱满且柔软。与初诊脉象对比，扁平偏瘦的肺脉晕已恢复正常。肺表虽仍柔软，但已恢复相应的饱满度。

依据"虚小不足，虚弱无力"的微观脉象病性判断原则，患者扁平偏瘦的肺脉晕恢复正常，说明表虚得到相应缓解。

看来桂枝汤功不可没。

从脉象病机分析，太阳表虚证未变，桂枝汤脉证未变，可继续投用桂枝汤。但患者仍有轻微头痛和颈部疼痛。桂枝汤仅 4 味药，显得药单力薄！是否加药？加什么药呢？

条文 14："太阳病，项背强几几，反汗出恶风者，桂枝加葛根汤主之。"条文所述即为桂枝汤证，又现"项背强几几"症状。这个症状用我们现代的临床语言来表达，就是颈部僵硬疼痛，与本患者症状相符。故可直接使用此方。

拟方：桂枝加葛根汤，2 剂。

**三诊：2018 年 4 月 4 日。**

此处言三诊，实则患者未至，仅家长前来。家长代述患者服用二诊一剂药后，头痛、颈痛皆止，汗亦不出。现已服完两日的药，已返校读书，精神状态极佳，问是否需要再抓药。

外感疾病，辛散发表之剂，宜中病即止。告知无须再服，多休息即可。家长千恩万谢后离去。

观此小病，家人如此紧张，实非必要。而家人之千恩万谢，初时令我受宠若惊，今回顾病例，方悟此乃可怜天下父母心！

## 回顾病案

本医案为外感案例，且属桂枝汤证。外感小恙亦能成病案，没有比这更小的案例了！其实其中暗含脉象玄机。此案所用桂枝汤，被誉为伤寒第一方。观其组成：

《伤寒论》方：

桂枝汤（共五味）：桂枝三两（去皮），芍药三两，甘草二两（炙），生姜三两（切），大枣十二枚（擘）。

上五味，哎咀三味，以水七升，微火煮取三升，去滓，适寒温，服一升。服已须臾，啜热稀粥一升余，以助药力，温覆令一时许，遍身漐漐，微似有汗者益佳，不可令如水流漓，病必不除。若一服汗出病瘥，停后服，不必尽剂。若不汗，更服依前法，又不汗，后服小促其间，半日许令三服尽。若病重者，一日一夜服，周时观之。服一剂尽，病证犹在者，更作服，若汗不出者，乃服至二三剂。禁生冷、黏滑、肉面、五辛、酒酪、臭恶等物。

如此简单之方，却有如此详尽之用法。或言因其为伤寒首方，故详尽，或言仲景初撰书时精力充沛，后则力有不逮。然此皆揣测之辞，读先贤之书，当怀恭敬之心，汲取其精华即可，不应妄加批判。

再观桂枝汤，以桂枝三两为君，轻发肌表。服药注意事项中"遍身漐漐，微似有汗者益佳"一句，告诫我们表虚之体不可大汗。停药与否亦明确："若一服汗出病瘥，停后服，不必尽剂。"故本患者三诊时，我们嘱其停药观察休息。

此药证及用法，大家耳熟能详，为何重复？因证脉相应，其中蕴含脉象之真理。桂枝汤之用法无不指向一核心病机：太阳病表虚证。此病属阳证而偏虚，具虚性汗出、恶风、脉缓等特征。然仅凭汗出、恶风，难与真虚证区分，故脉象成为判断太阳表虚证之关键。

我们在虚证案例中已总结出"虚小不足，虚弱无力"之金标准。此标准虽可直接用于表虚证，但为何特别讨论？因表虚证非纯正虚证，乃表阳证之偏虚，其虚不典型，仅与表实证相对应而显虚象，非极度虚弱。故在宏观脉象中仅表现为偏细偏缓，微观脉象则见"肺表形态扁平偏瘦"之略虚现象，但仍符合虚证规则特征。

我们通过众多病例反复验证，"虚小不足，虚弱无力"确可用于太阳表虚证之脉象判断。那么，少阴病之表虚寒证又当如何判断？此标准是否同样适用？若适用，又当如何区分？欲知详情，且听下回分解！

# 案十一　少阴表阴，表虚寒证

对于《伤寒论》少阴病的概念内涵，历来学术界与临床都有争论。近代几位伤寒泰斗对其解读也均有不同。伤寒大家刘渡舟先生认为，少阴病病位包括手少阴心及其经脉、足少阴肾及其经脉，认为少阴病即心肾的病患，被后学者称为"脏腑经络派"。

而另一位伤寒大家胡希恕先生则认为：少阴病为表阴证。胡希恕老先生从八纲的角度出发解读六经病，被后学者称为"六经八纲方证派"。

作者本人师承老师冯世纶教授，为胡希恕派代表传承人。冯老完善并发扬了胡希恕先生的"六经八纲方证派"，建立了"胡－冯六经八纲解伤寒体系"，从八纲的角度解读六经，并不涉及经络与脏腑，并认为六经病并非经络。

本人在师承的基础上注重临床验证，在临床验证发现，"胡－冯六经八纲解伤寒体系"非常适合目前中医临床，临床上使用后疗效大幅增加。实践证明，六经解八纲更适用于经方的临床应用发挥。当然，也有人说，这是"横看成岭侧成峰"，其本质都是一致的！我认为，其本质就是八纲，或者从八纲的角度理解六经最透彻。

"胡－冯六经八纲解伤寒体系"认为，少阴病为表阴证。阴证既可代表虚，也可以代表寒。那表阴证是不是表虚寒证呢？这个问题仍然有争论。

有老师认为，少阴病之表阴证，是表寒证加里虚证！这种说法实际上触目惊心。既然把少阴病定性为表阴证，那前提是病位在"表"，则无关乎"里证"和"半表半里证"，其次才是阴证的解读。

如果把少阴病表阴证仅认为是表寒证，那肯定要分虚寒和实寒。如果少阴病涉及表实寒，本身太阳病就定性为表实寒，这两者范围则互相涵盖，很显然是错误的。所以它一定有虚的成分在内，才能分开表阴（少阴）和表阳（太阳）的两个概念。

本人在无数次实践中认为：少阴病之表阴证，实则是表虚寒证！

这种定论如何佐证？既然提出来，就要有佐证！作者本人的所有理论来源于临床，在临床中提出假设，于临床中再次验证，由无数次的临床验证终成定论。

少阴病之表阴证，实为表虚寒证！我们今天精挑出典型病案分享给大家，大家可以一起来讨论。

## 病案举例

笔者曾治头痛案例。初诊：2018 年 6 月 6 日。

患者黄某，男，72 岁，以"头痛 10 余天"为主诉求诊。老年患者头痛，医生首先要考虑的是高血压、脑血管意外性疾病，其次考虑颈椎病，再次考虑外感性疾病……当把这些疾病优先考虑排查后，才考虑其他少见病、罕见病。

作为一个资深临床医生，当能快速排查。很多人看到我说的这句话以后就开始抬杠了，说你说的全部是西医理论，那中医的一些四诊资料呢？是的，没错！当代临床中医师，首先要有相当的西医临床知识储备，对疾病诊断及风险要有足够的排查能力，不然，在临床常常陷于风险之中。

本案患者年老，当然要排除高血压、脑血管意外。在中医门诊，除了高血压能够用血压计一测便知，脑血管意外特别是早期，需要医生有足够深厚的基本功，不然就要有足够水平的经方脉法微观脉诊能力，方可洞察一切，排除潜在危机。

患者一来，我们就问相关病史，患者带来的相关检查可以帮你迅速排查。原来本案患者已经去某医大附属二院（三甲医院）就诊过，并且做过颅脑核磁共振及颈椎核磁共振，排查了脑血管意外疾病及颈椎病。

患者有高血压病史，但目前长期规则用药，血压处于正常范围内。医院医生认为，患者颅脑核磁共振及颈椎核磁共振基本正常，血压也正常，没有疾病，是焦虑症所致，开了相应的抗焦虑及止痛的药。但患者及家属并不认可，弃药不吃，转诊中医。

患者总是挑西医不看的病来看，已经没有明清之前日常可见的小感冒、胃肠病之类的简单病可看了，所看之病多是各大医院看不好或者西医不看的病。

当今患者一有病，首选西医，首先去大医院就诊。除非他是你的铁杆中医粉丝，才会优先选中医就诊。像我们身边围着一大圈中医铁杆粉丝，那是用疗效培养了几十年才有的成果。

"主任，我爸爸这个头痛十几天了，没查出原因，您帮忙瞧一瞧。"中医是用"瞧一瞧"就知道病了吗？那是"上工"之神医，至少我不行。我这个小大夫只能"切而知之谓之巧"！

脉诊：又对浮缓而细。

## 经方脉法思路分析本案

脉诊：双寸浮缓而细。

依据"浮脉病在表"病位判断原则，患者出现双寸浮脉，很显然病位在表。

依据"血虚：细小血中虚"病性判断原则，患者出现缓细脉，属血虚病机特征。这个"血虚"脉处于浮层，则为营血亏虚。

再依据"太阳病：表实表虚，实浮太阳"六经判断原则，浮缓细脉可判定为表虚证，即太阳表虚证。

我们从上面的宏观脉象分析，和案十的脉象特别像，就是一个太阳表虚证。嗯，没有什么复杂可言，且患者年老体衰，如果有外感，表虚也是可以理解的。

太阳表虚证，为典型的桂枝汤证，不需要再选其他方。虽然桂枝汤组成非常简单，其中生姜、大枣还日常可用，并不起眼，但是患者已有高血压基础病，常年服用高血压药，药方简单点好，以减少药品对肝肾的负担。家属也特别赞同我这种说法！

于是，拟方：桂枝汤 1 剂。

并嘱家属：好了就回复微信，不用再来复诊。

这种"小儿科"病例，我自信满满！

二诊：2018 年 6 月 7 日。

第二天门诊，患者旁边陪同好多人，估计儿女、儿媳、孙子全部到场。这么大阵容啊，有什么问题吗？我的心中不免嘀咕着。也不会呀，已经有三甲医院排查过了。我又自我安慰着。好不容易等到他的号，全家人都一脸严肃！

"主任，我家老爷子吃了你这个药以后，不但没好，而且还一直出虚汗！"一个小伙子说道，不知和家属什么关系，但听其语气，明显带着忧虑和责怪！

我默默地把脉，不再回话！

**脉诊：双寸浮细小而迟。**

和一诊脉象相比，缓脉变为迟脉，脉搏更慢了；细脉变为细小脉，脉管径更细了。难道更虚了？

来分析一下！

依据"虚：虚性不足，虚性软陷；虚性沉衰，虚弱无力"病性判断原则，患者出现细小而迟脉，明显符合不足、沉衰、无力等虚性特征，明显更虚了！

宏观脉象提供了如此脉象信息，我们要进一步通过微观脉象进行更加详尽的分析。

微观脉象：右寸下肺脉晕浮起，肺脉晕外形稍纤瘦，肺表柔软扁塌，按之柔软无力，久候有冰冷指感。左寸下心脉晕浮起，心形纤瘦，心搏缓慢无神，按之柔软无力。

依据"虚：虚性不足，虚性软陷；虚性沉衰，虚弱无力"病性判断原则，患者出现心肺脉晕外形稍纤瘦，肺表柔软扁塌，按之柔软无力，明显符合不足、沉衰、无力等虚性特征。微观脉象也表明更虚了！

依据"寒性冰冷"病性判断原则，患者出现肺脉晕久候冰冷指感，说明上焦存在寒性病机。

综合宏观脉象、微观脉法分析，我们判断为表虚寒证。

再依据"少阴病：表虚寒者，虚浮少阴"六经判断原则，判断为表虚寒证，属少阴病范畴！

讨论至此，我们判断为少阴病表虚寒证。那用药呢？

依据六经经方常用方剂，可选用桂枝加附子汤。

拟方：桂枝加附子汤 2 剂。

**三诊：** 2018 年 6 月 9 日。

门诊外候诊厅，依稀可以见到前天那个老爷子。今天他独自一个人就诊，少了往日的排场，显得孤单而落寞。我猜，他病好了！很多农村的老人一生病，所有的子孙都赶回来，一说病好了，大家都各自回工作岗位去了。儿孙都回来的时候很热闹，全回去的时候，老家也只剩下老人家孤苦伶仃！

果不其然，老人家病好了，只是来复诊一下而已。

### 回顾病案

本医案亦是外感案例，且和前面案十类似。那它有什么不同呢？

同样是表证，也同样偏虚。案十为太阳表虚证，本案例为少阴表虚寒证，一阴一阳，截然不同。

回顾整个治疗过程，一诊的时候，我们也认为同是表虚，因为细脉的细缓是属于太阳表虚证的一个典型脉象，但是患者在治疗过程当中出现汗多而主诉头痛没缓解的状况，我们意识到辨证并没有达到精准的程度。经过微观脉象的反复确认和精细辨证，我们惊奇地发现，本病案为表虚寒证。它并非桂枝汤脉证，而是桂枝加附子汤脉证。

经过二诊两天的桂枝加附子汤的治疗，患者十几天的头痛很快缓解了。处方和疗效也反过来证明，二诊少阴病表虚寒证的判断是正确的。

那本案有没有里虚寒证呢？我们在治疗过程当中也关注到这一点。因为前面文章表述的需要，我们并没有详细讲述里虚寒证的相关鉴别症状，在这里给大家补充一下。

这个患者没有明显的腹胀、腹泻便溏、下肢冰冷等症状，且本患者在这次患病之前找我看诊过，曾经有一段时间有过双下肢灼热、便秘、口干口苦等症状。当初可是大柴胡加桂枝汤证，用了十几天才治愈。可见，当初是阳明里实热证为主。且患者平时常有便秘和口干症状，足以证明患者平时是以阳明里实热为主的体质。

本案治疗过程中，我也并没有发现有里虚寒或者里实热的症状，足以证明表虚寒证与里虚寒证是有区别的。因为患者本次患病仅仅出现表虚寒，而没有里虚寒的症状，且平时是阳明里实热为主的体质。

少阴病之虚寒，仅仅限于表，并不涉及里。少阴病为表虚寒证！

# 案十二　形大饱满有力实，指下灼热热 1

实热病机是临床上最重要的十二病机之一。我们在前面总结了实证病机宏观脉象及微观脉象的特征，也总结了热证病机的相应脉法特征。那实热证是不是两者的总和呢？

我们在宏观脉法中通过多次讨论，并已总结出实热病机诊断的口诀："实热：洪大滑数热，指下有力实。"那这口诀是否同样适用于微观脉法呢？微观脉法是否有不一样的特征或需要进行相应补充呢？

我们带着这样的疑问进一步探索。

## 病案举例

笔者曾治一头痛案例。初诊：2019 年 4 月 6 日。

患者高某，女，14 岁，以"反复发热、咳嗽 14 天"为主诉求诊。

患者为初二学生，平时住校。2 周前突然间咳嗽不止，自行在校医务室购药服用。但 1 周后病未愈，周六回家（3 月 30 日），由家长带往医院就诊，拍胸部 CT 片及验血常规检查。诊断为小叶性肺炎，要求住院治疗，但家属拒绝并签字带药回家服用。

周一（4 月 1 日），家长觉得患儿咳嗽状态尚可，又送去学校上学（住宿生）。今天（4 月 6 日），刚好周六。也许是发现咳嗽太严重了，经人介绍，直接来我这边中医门诊求治。距 2 周前的周六已经过去整整 14 天了。

我在总结医案时，都会对患者的就诊时间、姓名等涉及个人隐私的信息进行模糊化及脱敏处理。这也是我们执行相关法律文件、保护患者隐私的必要措施。但偏偏这个患者，我们把这个时间段如实记录并标得非常明显，因为印象太深刻。

每一个周末都有大量的学生患者来就诊。很多患儿周中就发病了，但一直拖到周末才就诊。不是家长不重视，而是家长更重视学习。

看看我们本案的患者，家长直接签字，不住院，带药回家！家长更怕的是学习跟不上，觉得就是一个感冒咳嗽，挺一挺也能过！

但偏偏不是那么好挺的！

"上周末回来，偶尔听到一两声咳嗽，这周六回来，咳得喘不过气来，连吃饭都咳得吐出来！晚上也咳个不停，看她根本没睡着！"家长语气明显焦虑而急躁。

"有痰吗？喘得厉害吗？能吃下饭吗？上一层楼梯会不会很喘？把上次医院检查单都给我看一下。"我快速简要地问诊着。

"白细胞 $16 \times 10^9$/L，双下肺都有小片的感染灶！这是 3 月 30 日的。现在应该是加重了。"患者家属递过来相关检查。我皱着眉头分析着病情。

"躺不住，一直坐起来咳喘，刚才上这楼梯的时候，站在平台上喘了很久！我想也是加重了！怎么办呀？难道还要送去医院吗？要是上星期住院可能都好了。她那同班同学说是大叶性肺炎，比她还重，来你这边都治好了呀。"家长又焦虑又自责又紧张。

"血氧饱和度 97%，心率 85 次 / 分，体温 37.3℃。"护士汇报着。

**脉诊。**

宏观脉象：双寸浮紧。

微观脉象：右寸下肺脉晕浮起，肺表饱满而肺气上举，肺脉晕下野见树枝片样脉晕。

## 经方脉法思路分析本案

先分析宏观脉象。

依据"浮脉病在表"病位判断原则，患者出现双寸浮脉，很显然病位在表，表证未解。

依据"实寒：弦紧大实寒，缓而有力实"病性判断原则，患者出现浮紧脉，属实寒病机。

再依据"太阳病：表实表虚，实浮太阳"六经判断原则，患者双寸浮紧脉，可判定为表实寒证，即太阳病表实寒证。

我们从上面的宏观脉象分析得知，患者为太阳病表实寒证。

再分析微观脉象。

微观脉象：右寸下肺脉晕浮起，肺表饱满而肺气上举，肺脉晕下野见树枝片样脉晕。

依据"表证：浮脉病在表，脏浮病在表"病位判断原则及"实大有余"的病性判断原则，患者出现右寸下肺脉晕浮起、肺表饱满之脉晕，显然符合病在表之实证。

综合宏观脉象及微观脉象，判定患者为太阳病表实寒证。

依六经常用方剂，可选麻黄汤。患者咳嗽较重，酌加止咳之药。

拟麻黄汤加枇杷叶、款冬花、浙贝母、僵蚕，3 剂。

家长一看到只有 3 天的药，又急躁了起来："你要给她开药吃到周六，她也周六才回来，这 3 天，正上着课呢。"

"都病成这样子了，你还管上课？是身体重要，还是读书重要？没身体拿什么读书啊！"我严肃地批评着。旁边候诊的患者也跟着随声附和。

"那好吧！我周三再去接她回来。"在这么多人的批评声中，家长终于同意，但仍然坚持送孩子去读书。

**二诊：2019 年 4 月 8 日。**

"主任，孩子发热了！老师打电话叫我接回来。怎么会这样子啊，还有 1 剂药没吃呢！这还怎么读书呀。"她心心念念的是发热影响孩子读书，而不是关注孩子的身体状况。我真的不知道现在家长为什么这么执着。

"体温 38.2℃，血氧饱和度 98%，心率 105 次 / 分。"护士报告着基本信息。现在的门诊，经常以血氧饱和度高低来代替是否呼吸困难的判断，这无疑是便捷的。只要血氧饱和度好，没有达到住院指标，门诊就可以正常接诊，风险也较低。

"咳嗽好一点，没那么喘，有出一点汗，感觉有点冷，头也痛。"患儿有气无力地表述着病情。

"都发热了，还说好一点，前几天不是都不发热吗？"她妈妈抢过话题，加强语气表述着。这妈妈平时可能是个很强势的人，讲话语气不容否定。

孩子沉默了，低下了头，又突然抬起头看着我，眼中噙满了泪水。我瞬间明白了。

"你这妈妈是怎么当的？孩子都病了，还天天读书读书的。孩子都被你压得喘不过气来了，你也得让她讲讲话。你看，人家孩子长得比妈妈漂亮多了。"我措辞强硬地批评着她妈妈。孩子抬起头，对我感激一笑！

"什么！比……比……我漂亮？哦，那是！青出于蓝呗。"患者妈妈这两个字"什么"语调都很高，看来差点发火。后来，可能是觉得我说的是她女儿比她漂亮，只能无可奈何地接受。她的这种表情转换引起旁边众人哄堂大笑。

既然基本情况（血氧饱和度）还良好，虽然有发热，我们还可以继续接诊。

**脉诊。**

宏观脉象：双寸浮紧数有力。与一诊相比，脉搏较快，增加数脉有力脉。

微观脉象：右寸下肺脉晕浮起，肺脉晕外形大而饱满，肺表隆起，按之有力，久候有灼热指感。切下肺脉晕内可及"树叶片样"异常脉晕。与一诊相比，肺脉晕外形变大而饱满，并有灼热脉感。

依据"实热：洪大滑数热，指下有力实"病性判断原则，患者出现数有力脉，属实热病机。

而依据"实大有余、实大刚硬"微观病性判断原则，患者出现肺脉晕外形变大而饱满，符合实性病机判断原则。

再依据"热性灼热"微观病性判断原则，患者久候有灼热指感脉晕，属热性病机。

微观脉象的判断结果，就是实热病机！

那问题来了！

前面判断的是表实寒哦！难道寒热判断有误？

我们再次综合宏观脉象，宏观脉有浮紧脉，没有改变。

依据"实寒：弦紧大实寒，缓而有力实"病性判断原则，浮紧脉未变，实寒病机仍然存在。

我们再次综合分析，变得明确：表实寒病，里实热！

再依据"太阳病：表实表虚，实浮太阳"及"阳明病：里实里热，实大阳明"六经判断原则，判定患者为太阳病表实寒证合阳明病里实热证。

病机为太阳阳明合病：麻杏石甘汤证。

拟方麻杏石甘汤，2剂。

**三诊：2019年4月10日。**

这次的三诊既在意料之中，又在意料之外！意料中的事，是患者如期而愈；意外的是，既然好了，怎么还带来复诊呢？不是应该被赶去读书了吗！

"主任，已经好了！我让她在家再休息两天，不敢让她去学校了！"她妈妈好像心疼又懊悔地讲着。我不知道为什么也突然间有点不好意思，可能是那天语气有点重，但看她能改变对女儿的态度，我又很欣慰！人啊，有时候就生活在矛盾之中！

"喝了这个药以后，下午就不发热了，晚上还咳，今天基本上不咳了，就还有一点点咳！"她妈妈心疼地补充道。

脉诊。

宏观脉象：双寸脉平。与二诊脉象相对来说似乎脉平。

微观脉象：右寸下肺脉晕仍浮起，肺脉晕外形正常，肺脉晕内可及小片"树叶片样"脉晕。与二诊相比，肺脉晕外形变正常，而无灼热指感，"树叶片样"脉晕只是变小。

依据"热性灼热"微观病性判断原则，无灼热指感，热性清退。"树叶片样"脉晕只是变小，则肺炎病灶吸收变小，但是仍然存在，说明并未痊愈。

看来仍然需要吃药，以善其后。

拟麻杏石甘汤，减石膏量，3 剂。

## 回顾病案

本医案是一个肺部感染的小案，在中医临床也再常见不过了，但这小案的病机发展，也蕴含着脉象的玄机。让我们再复盘一下。

一诊的时候，我们根据宏观脉象和微观脉象，判断为太阳病表实寒证。服两天药以后，发现患者咳嗽好转，但徒增发热。当初我们也反思，这个患者是不是判断有误？但是明显的"浮紧"脉揭示着"寒性病机"的存在。

二诊的时候，我们反复综合微观脉象和宏观脉象，发现宏观脉象的"浮紧"脉依然存在。这也说明，一诊的判断并没有错，仍然有太阳病表实寒证存在。但是二诊的时候，又明显夹杂着里实热的病机脉象，出现表寒里热的病机并存。一诊的时候里热并不明显，仅仅是表寒证。所以一诊使用麻黄汤解表寒并没有错，只怪病机转变太快！

二诊时，使用麻杏石甘汤解表清里，解决了太阳阳明合病。患者不但咳喘好转，发热亦平，诸症愈。宏观脉象也体现出平脉，但从微观脉象仍然发现小片"树叶片样"脉晕存在。这种微观脉晕说明肺炎并没有完全吸收，咳嗽、发热好转，只是表面现象，它可能会复发。我坚持又用了 3 天的药，终于把这肺炎压下去。这个时候绝对不可以中病而止，应该把"剩勇追穷寇"，赶尽杀绝才是正道！二诊凸显出微观脉法诊断的优势！

那这样的病情，分析过程仍然略显复杂。怎么样简便地马上看出属于实热证呢？我们将微观脉法进一步总结："形大饱满有力实，指下灼热热。"符合这种微观脉象特征，都可以马上诊断为"实热证"。为了更加方便大家的理解和应用，我们把微观、宏观口诀融合在一起："实热：洪大滑数热，指下有力实；形大饱满有力实，指下灼热热。"大家依靠这样形象的口诀，就能快速一眼看出是"实热证"。

临床之中，大家不妨一试！

# 案十三 形大饱满有力实，指下灼热热 2

我们在前面案例十二"实热病机"中总结，在实证病机宏观脉法口诀"实热：洪大滑数热，指下有力实"的基础上，增加微观脉法特征"形大饱满有力实，指下灼热热"。实热病机诊断口诀趋向完善。

"形大饱满有力实，指下灼热热"可以分为两部分来理解，其中"指下灼热热"是热性病机的微观脉象特征，而"形大饱满有力实"才是实热性病机微观脉象最主要的特征，也是确定"指下灼热热"属于实性的前提条件。

那是否所有"实热病机"都符合这样的脉诊条件呢？以下这个案例就让我们当初迷惑了一阵子。

## 病案举例

笔者曾治一右胁肋痛案例。初诊：2019 年 7 月 19 日。

患者林某，女，36 岁，以"反复右胁肋疼痛 26 天"为主诉求诊。患者有长期乙肝携带病史 10 余年，病毒量 DNA 载体稳定在 3 次方以下，常年肝功能正常稳定。

按理说这个乙肝就属于非常稳定的状态，怎么突然出现右胁肋疼痛呢？突然出现这个位置疼痛，表示肝区疼痛，需高度怀疑肝功能异常。

当然，作为 10 年的老病号，她马上去做相应的肝功能、乙肝两对半及病毒量 DNA 载体检查。检查结果很快出来：丙氨酸氨基转移酶 364U/L，天门冬氨酸氨基转移酶 296U/L。这肝功能指标明显升高。

好的是，肝病毒 DNA 载体仍旧稳定在 3 次方，说明乙肝病毒没有大量复制。那怎么会肝功能突然异常呢？吃什么药了吗？看看就诊的对话。

"主任，那天晚上，我家那位去外面很晚才回来，我被气得肝区疼痛！一查，竟然肝功能异常！这生气，会导致肝功能异常？"哇，开口就是一个有故事的人，瞬间引来候诊区无数患者的眼光。

有时候我也在想，每天都把别人往外赶，人家又往里面挤。是什么情况让大家都不遵守规则呢？终于，今天有个患者回答得特别具有代表性："主任不用患者开口，一把脉就知道人家很多病情，让我们都很好奇，这是怎么做到的！"

"大家不必好奇，外面候诊厅坐，等一下轮到您，您就知道怎么回事了，不然就看看我写的书。"我安抚着被我们护士劝出诊室的患者朋友。

回到现场，言归正传。

"您这次得发多大的火啊，竟然还能气出肝区疼痛！能气出肝区疼痛，也不至于肝功能异常吧？有没有喝酒？吃什么药呢？"我言归正传，回到正题，继续看病。医生要有掌控能力，不要被患者语言所引导，扯得很远。

"药倒是没敢乱吃！那天晚上吵架后，我出来跟朋友喝了一宿！朋友劝我离婚，我想了好多天！"得，不能再扯远。现在重点的信息是喝酒，而且喝了一宿。那是多少量呀？怪不得肝功异常。这朋友也真是的！

"你还喝酒！你不知道你乙肝吗？你平时医生没叫你戒酒吗？你还喝一宿，喝多少酒啊？"我惊讶地带着严厉的批评语气责问着。

"没喝多少，两三个朋友也就喝三箱！我可能喝多一点！想当年，要是没乙肝，一箱酒，那算什么？"都什么时候了，还在提当年勇？能喝酒算什么勇啊，结果不是把自己肝给伤了吗？

"你也不想想你的肝什么情况？你也敢一箱干下去！"我又厉声批评着。

"是的，是的，主任，以后不敢了。是我傻，干嘛用别人的错来伤害自己。"患者终于反省。

"戒酒，滴酒不沾！早点休息，不能熬夜！开始吃中药，1周后复查肝功能。"我严肃地嘱咐道。

**脉诊：脉稍浮而弦稍细有力。**

## 经方脉法思路分析本案

**脉诊：脉稍浮而弦稍细有力。**

依据"稍浮病半表"病位判断原则，患者出现稍浮脉位，病位在半表半里。

依据"血虚：细小血中虚"病机判断原则，患者出现稍细之脉，属血虚病机。

依据"气滞：气滞弦有力"病机判断原则，患者出现弦有力之脉，属实性气滞病机。

再依据"少阳病：上热气滞，实弦少阳"六经判断原则，患者脉稍浮而弦稍细有力，为半表半里之实性气滞，可判定为少阳病。

综合上面的宏观脉象分析得知，患者为少阳病气滞证。

依据六经常用方剂，少阳病气滞证可用小柴胡汤。

拟方：小柴胡汤，7 剂。

以上的分析整体清晰明了，并没有特别疑难之处。从小柴胡汤治气滞，这个病机也符合发怒伤肝等情志内伤导致胁肋痛的机制。自觉并没有什么问题，应该很快病愈。

**二诊：2019 年 7 月 26 日。**

"主任，这怎么办呀？好像没有好，而且更加严重了！当初就不该喝那么多！傻啊！"患者忧虑地拿着化验单，无限自责。

"还好，并没有升，虽然没有降，但是也没有升，说明肝功能损害没有加重，被控制下来了，别着急！"我看着肝功检查指标，安慰着患者。

"是没升高，但有升一点点。您看，这丙氨酸氨基转移酶 366U/L，天门冬氨酸氨基转移酶 298U/L 了！"她特别指出，我当初给她画的红线的两个指标超标了。

"这可怎么办啊？要不要住院？"患者忧虑地问道。

"您这两个指标才差两个单位，是正常波动，是没升或者仅仅升一点点。您不要太紧张！这两个指标如果大于 400U/L，是符合住院标准的，按照您这个指标，可以在门诊治疗。住院是有标准的，您不要太紧张！"我进一步专业化地解释道。

"哦，哦！那意思是 400U/L 以上才叫重病，那我还可以门诊观察一下？"患者好像抓到救命稻草一样。

"是的，您可以这样理解。"

**脉诊：脉稍浮而弦有力，和一诊脉象如出一辙，但仍稍有不同。一诊有稍细之脉，二脉脉管径宽度却正常。**

我仔细捋一遍一诊脉象思路，发现其中并没有破绽。既然宏观脉象找不出任何问题，看看微观脉象如何。

微观脉象：右关下肝脉晕饱满，而肝表面紧绷、稍隆起而成弦，按之有力。切下肝内质感稍韧，有灼热指感。

我们来分析一下微观脉象。

依据"形大饱满有力实，指下灼热热"的微观脉法病机判断原则，患者出现下肝脉晕饱满，按之有力，且肝内质感稍韧，有灼热指感，明显符合属实热病机脉象特征。特别是整个肝脉晕的饱满度非常大，这种微观脉象的实性标志很明显。

再依据"阳明病：里实里热，实大阳明"的六经判断原则，患者出现实热病机，可判定为阳明病。

我们从二诊再次综合微观脉象与宏观脉象，得出结论：少阳阳明合病。

依据六经经方选用原则：少阳阳明合病，可选用大柴胡汤。

拟方：大柴胡汤，7 剂。

**三诊：2019 年 8 月 2 日。**

"主任，降了，降了，太开心了！"患者一进门诊就非常开心地讲着。是的，现在的各种西医理化指标都直接影响着患者的心理，大家以此为疗效，以此为方向标。

"丙氨酸氨基转移酶 301U/L，天门冬氨酸氨基转移酶 212U/L 了！才一个星期，降了不少，你怎么这么急啊？又去化验了！"

"我能不急吗？再不降我就住院了！

**脉诊。**

宏观脉象：脉稍浮而弦。和二诊脉象相比，有力脉象消失。

微观脉象：右关下肝脉晕稍饱满，而肝表面紧绷、稍隆起而成弦。切下肝内质感稍韧，有稍灼热指感。和二诊脉象相比，脉晕饱满度略有下降，按之有力脉消失，灼热脉晕有下降趋势。

依据"实热：洪大滑数热，指下有力实。形大饱满有力实，指下灼热热"的脉法病机判断原则，患者脉力、脉晕饱满度及灼热脉晕均有不同程度下降、好转，说明实热病机在好转，也说明前面所用的大柴胡汤的方向是正确的。

根据以上综合判断，少阳阳明合病病机方向未变，大柴胡汤脉证未变，守方续进。

拟方：大柴胡汤加垂盆草、半枝莲，7剂。

垂盆草和半枝莲为寒凉之品，有清热解毒之功，有保肝作用，既符合八纲辨证用药精神，又有比较明确的专科用药疗效，故而加之。

**四诊：2019年8月9日。**

"主任，又降了，哈哈哈！休息一段，我就上班去了！"患者这次来，像变了一个人一样，开心、开朗！

"丙氨酸氨基转移酶158U/L，天门冬氨酸氨基转移酶105U/L了！才一个星期，又降了不少！挺好，挺好！替你开心，但不要去上班，还是多休息！等完全正常后，再去上班！"我小心地嘱咐道。

**脉诊。**

宏观脉象：脉稍弦。和三诊脉象相比，弦脉也不再那么明显！

微观脉象：右关下肝脉晕稍饱满，有肝内稍灼热指感。和三诊脉象相比，脉晕饱满度继续下降，灼热脉晕继续下降。

根据三诊的诊断原则（不再赘述），所有的脉象都趋向好转！

后面又继续调治了半个多月，肝功能正常，恢复上班！

## 回顾病案

本医案是一个以右胁肋疼痛为主症伴肝功能损害的病例。这种肝功能损害的患者目前也较多见。患者以喝酒和情绪波动为诱因来诊。从西医的理论来推理，喝酒应是肝功能损害的主要诱因；但从中医的理论来讲，此等暴怒的激烈情绪波动是可以导致右胁肋疼痛的。情绪内伤，是中医疾病的主要病因之一，所谓怒伤肝，从中医来讲是讲得通的。那到底是情绪内伤的因素大，还是酒精伤肝的因素大，此处已难以分晓。

回顾这个病例，我们发现一诊的宏观脉诊中没有很明显的阳明里热的脉象，治疗后肝功能下降也不甚理想。二诊微观脉象发现，肝脉晕饱满度较大，且按之有力。我们以"形大饱满有力实，指下灼热热"的微观病机脉诊为依据，判定为实热病机。实热病机属于阳明病的范畴，因此，改用了治疗少阳阳明合病的大柴胡汤，取得了良好的疗效。

在大柴胡汤取得疗效的同时，我们比较了二诊、三诊的脉象，发现肝脉晕饱和度下降，肝脉晕超越正常的有力脉也在下降并恢复正常。可见从脉象与疗效之间看到了彼此的消长，它们存在非常明显的关系。

从后面的二、三、四诊可以看出，宏观脉象的脉管宽度没有明显的改变，只是脉力有所改变；而微观脉象却有显著的改变。特别是脉晕的形态饱满度、脉力，都有显著的改变。我们有理由相信，"形大饱满有力实，指下灼热热"是微观脉法"实热病机"的诊断金标准。

# 案十四　形大饱满有力实，指下冰冷寒

　　我们在讨论实寒病机诊断标准时，于宏观脉法立下口诀："实寒：弦紧大实寒，缓而有力实。"虽然其在实寒病机诊断中立下汗马功劳，但其中"弦紧大有力脉"均为宏观脉法表达语言，而微观脉法如何来进一步确定实寒病机呢？它又有怎样的特征呢？

　　在研究过程中，我们依据实性病机脉象特征"实大有余"及寒性病机脉象特征"寒性冰冷"的微观脉诊原则，默认实寒病机是两者的结合，即"实大有余，寒性冰冷"。那这是否正确呢？怎样来证明它可以指导实寒病机的微观脉诊？我们从临床中求证。

　　以下是我们临床总结中碰到的一个病例，大家看看使用诊断口诀是否更加便捷准确。

## 病案举例

　　笔者曾治一反复咳嗽案例。初诊：2019 年 2 月 13 日。

　　患者张某，女，32 岁，以"反复咳嗽 1 个月加重 1 周"为主诉求诊。患者从事教育工作，每天讲话较多。自述于 1 个月前偶感风寒，自此开始咳嗽。曾到医院做过双肺 CT 扫描，排除肺部感染，诊断为支气管炎。取药回家服用未愈。1 周前咳嗽加重，且咳痰，痰稠、色微黄。再次到医院就诊，服药未愈。万般无奈，想起中医。

　　这个患者很特殊，你看她，诉说病情时寒热就很难分辨！

　　"咳嗽，咳痰。痰的颜色，清晨多是黄色的，午后大多为白色。难咳，较稠，量不多。"这位老师把咳痰的色、质、量都表达得很清楚，特别细腻而专业，讲话特别认真仔细。

　　"胸口有点痛，咳嗽的时候这边会痛一下，不咳的时候不会，下午会加重，午休或者晚上睡觉的时候也加重，应该说是午后都加重，或者躺着时候都加重，特别是这周，加重了，咳嗽频率明显增多。怕风，看我穿这么多。"患者一边表述，一边用手比划，讲述得非常仔细，甚至从手机里面找出痰的照片。

"我拍了 CT 片，不是肺炎。支原体阴性，也不属于支原体肺炎。我查的资料，不属于哮喘。我觉得有时候我怕冷，是属于寒证；有时候我又很怕热，应该属于热证。我讲话讲多了会口干明显，也是热证吧！大便 2 日 1 次，偏热！"这位老师又继续补充，好像在课堂上讲课一样，没有别人讲话的时间。全程一人讲话，自我诊断，语气还不容否定。

"之前拍的 CT 片是支气管炎，但你拍片已将近 1 个月了，现在又加重了，可能是肺炎了！"我好不容易插上话。

"那不可能，绝对不可能！肺炎必须畏寒、发热、高热！我又没发高热！"又是不可置信的语气。

"那不一定，都按教材生病，还要医生干嘛？"我予以否认！

"教材肯定权威呀！我们教书都依教材宣读，教材有错，那还了得！"看来不能争辩，这个老师可较真了，且全是教育人的口气！

"……"我无力争辩，争论也无意义，一言不合，先把脉。

宏观脉象：双寸弦稍滑，左关沉细。

## 经方脉法思路分析本案

**脉诊：双寸弦稍滑，左关沉细。**

依据"沉脉病入里"病位判断原则，患者出现左关沉脉，病位在里。

依据"血虚：细小血中虚"病机判断原则，患者出现左关沉细脉，为血虚病机。

依据"弦滑携痰饮"病机判断原则，患者出现弦稍滑脉，为痰饮病机。

再依据"太阴病：里虚里寒，虚弱太阴"六经判断原则，患者出现里血虚病机，为太阴病。

综合以上分析，患者为太阴病夹饮。

依据六经常用经方，太阴病夹饮，可以选用苓甘五味姜辛汤。

拟方：苓甘五味姜辛汤，3 剂。

**二诊**：2019 年 2 月 16 日。

"医生，还是没好！依旧咳嗽，痰更多了！一个小小的咳嗽，为什么这么难呀？"那位老师如约而至，但口气仍然是如此盛气凌人。

"别急，你病了 1 个月，这才吃了 3 天药，没那么快！"我赶紧安慰道。

"痰更多了，是不是越来越坏了？你赶紧研究研究呀！"还是教育人的口气！

"痰要排出来才是好呀！痰都出不来，后面就加重了。痰出来了，后面才会减轻！"

"照你说，痰多了更好！"她一副不可思议的表情！

我不想再回复她，先把脉。

宏观脉象：双寸稍弦稍滑，左关沉细。与一诊脉象相比，弦脉的脉管紧张度下降，而滑脉依旧。

依据"弦滑携痰饮"病机判断原则，稍弦稍滑脉，说明痰饮病机好转。

虽然痰饮病机好转，但是导致痰饮的病机并没有改变。

患者只是排痰好转，明确的咳嗽症状并没有好转。而患者常常盯住症状，症状没好转，她总觉得没好。

需进一步看看微观脉象。

微观脉象：右寸下肺脉晕浮起，肺表形大饱满而肺气上举，肺脉晕下野见"垂柳样"脉晕。久候有肺脉晕冰冷指感，肺脉晕内可及"黏胶水滑样"痰饮脉晕。

我们来分析一下微观脉象。

首先，我们看到的是肺脉晕浮起。

依据"表证：浮脉病在表，脏浮病在表"病位判断原则，患者出现肺脉晕浮起，病位在表。

依据"寒性冰冷"病机判断原则，患者出现肺脉晕冰冷指感脉，为寒性病机。

依据"实大有余"及"形大饱满有力实"的病机判断原则，患者出现肺表形大饱满，为实性病机。

综合以上，可以判定为表实寒病机。但是患者还有"垂柳样"脉晕及"黏胶水滑样"痰饮脉晕，我们在这里一并解释一下。

肺脉晕内出现"垂柳样"脉晕，为支气管肺炎的疾病脉象；而"黏胶水滑样"为痰饮脉晕，痰饮多为太阴病所并发的病理产物。这也就很好解释，为什么一诊的时候为太阴病夹饮。看来一诊的诊断并没有错，只是不够全面而已，因为还要加上表实寒病机。

再依据"太阳病：表实表虚，实浮太阳"六经判断原则，患者出现表实寒病机，实为太阳病表实寒证。

综合所有的宏观、微观脉象，判定患者为太阳太阴合病：太阳表实寒证合太阴病夹饮证。

依据上述病机，我们更改处方，小青龙汤更合适。

拟方：小青龙汤，3剂。

**三诊**：2019年2月19日。

候诊室站着那个熟悉的身影，站姿笔挺，抑首挺胸，双目上视！

"有进步！再接再厉！"老师来了，明显是对学生的口气。

"咳嗽少了吗？痰多吗？"我详细问道。

"肯定少了，不然啥叫有进步？"

"……"

我无语，继续把脉。

**脉诊**。

宏观脉象：双寸平脉，左关稍沉。与二诊脉象相比，稍弦稍滑脉消失，关细脉亦平。

微观脉象：右寸下肺脉晕浮起，肺表饱满而肺气上举，肺脉晕下野见少量"垂柳样"脉晕。久候有肺脉晕、稍冰冷指感，肺脉晕内可及少量"黏胶水滑样"痰饮脉晕。与二诊脉象相比，肺脉晕形大平复，"垂柳样"脉晕范围变小，冰冷指感亦减轻。

我们来分析一下。

依据"寒性冰冷""实大有余"及"形大饱满有力实"病机判断原则，患者肺脉晕形大平复，说明实性病机好转；冰冷指感减轻，说明寒性病机好转；"黏胶水滑样"痰饮脉晕亦好转。其中，肺脉晕中"垂柳样"脉晕范围变少，很明确，支气管肺炎正在好转，但是仍然未愈。

综合分析，太阳太阴合病病机未变，小青龙汤脉证未变，但痰饮仍在，酌情加僵蚕、蝉蜕化痰止咳。

拟方：小青龙汤加僵蚕、蝉蜕，5剂。

本案例后续随访，5剂后咳止，诸症平。

## 回顾病案

本医案是一个以咳嗽为主症的支气管肺炎案例，在中医临床上也属于常见病案，但这个病案比较有意思的是，它揭示的是实寒病机的微观脉象形大饱满度的重要性。

我们回顾本案一诊的时候，依据宏观脉诊，没有明显的表实寒病机，我们认为仅仅是痰饮作祟。毕竟，咳嗽的痰饮病机是非常多见的。

随着一诊的大量排痰，我们也发现用药的正确性，但是患者的咳嗽症状并没有缓解。患者紧紧盯住的是症状而非脉象，她认为没有好转。当然了，最终也是要解决症状的。我认为，若仅仅是痰饮病机，咳嗽也应该跟着好转。如今，咳嗽症状没有好转，说明另有病因。

本案在二诊的时候，我依据微观脉象"寒性冰冷""实大有余"及"形大饱满有力实"等病机判断原则，发现了表实寒病机，并更改处方方向为小青龙汤，通过二者取得了较好的疗效。

三诊通过微观脉象发现，明显改变的是肺脉晕形大饱满度。小青龙汤把肺脉晕中的形大饱满度彻底消退下来，这说明小青龙汤的解表散寒功能彻底地把肺脉晕中的形大发散出去，饱满度跟着消退。

从微观脉象当中可以非常形象地看出：肺中有实性之寒邪，酝而不解，肺部被撑大，这种形象当为实性之邪在内。而实邪被小青龙汤之麻黄因汗法而发散，实邪一散，肺脉晕收回原来的形象大小。所以在三诊当中，看到形大的肺脉晕回归到正常。

为了让大家能更好地诊断实寒病机，我们总结以下口诀："形大饱满有力实，指下冰冷寒。"

在之前，我们总结了宏观脉法实寒病机口诀，并把宏观脉法、微观脉法融合在一起，形成完整的实寒病机脉象口诀："实寒：弦紧大实寒，缓而有力实；形大饱满有力实，指下冰冷寒。"

这个口诀历经非常多的案例，日臻完善，但并非完美，希望各位同仁在以后的实践当中进一步验证、完善！

# 案十五　实寒腰痛双腿麻，形大饱满又冰冷

我们在案十四讨论实寒病机诊断标准时，定下口诀："实寒：弦紧大实寒，缓而有力实；形大饱满有力实，指下冰冷寒。"很多人对一个案例印象不是特别深刻，实际上，临床上有很多的案例可以佐证。我们特意精选后面的案例，供大家鉴赏。

在总结案例的时候，大多数案例都是内科案例。本病案选的是运动系统的案例，实际上，这种案例在微观脉象当中更加明显，大家从指下能够更加明了，以期做到"心如明灯，指下了然"！

## 病案举例

笔者曾治一持续腰腿疼痛案例。初诊：2019 年 6 月 16 日。

患者谢某，男，41 岁，因"持续腰腿疼痛 6 个月，加重 1 月余"而求诊。惠安是石雕之乡，世界范围内许多精美著名的石雕工艺均出自惠安，因此惠安也产生了非常大规模的石雕工厂，并孕育了多位国家级石雕工艺大师。当然，需求最多的是石雕工人。本案患者正是在惠安从事石雕工作。

所谓石雕，其工作原素材就是石头，而石头是非常重的东西，搬运起来极其困难。本案患者就是在搬运石头的过程中扭了腰，从此落下腰病，不论冬寒夏热总是腰酸不断。半年前，又因搬一块体积较大的石头，再次扭伤了腰。当时腰部疼痛难忍，无法行走，几个工友帮忙抬到床上，当天即卧床不起，无法下地。

患者家属给我打电话，找我出诊，但我因诊务繁忙，无法出诊，便让其讲述症状，先开方 3 天，好转再过来。

患者自述，平时体质壮实，很少伤风感冒，素嗜猪脚等油腻之品。前年体检时发现血脂较高，有轻度脂肪肝，血压、血糖都正常。平时没有口苦咽干，也没有便秘便溏之症状。腰痛时不会畏冷发汗，也没有汗出发热等症状。清晨刷牙时偶尔有恶心感。自述因做石雕工，粉尘较多，有时候

痰较多。

我根据患者所描述的症状，分析如下：

主诉为"持续腰腿疼痛 6 个月，加重 1 月余"，这次腰部扭伤后竟然已经卧床 1 个月了！看来可能也有其他医生诊断过，但并未治愈，病情可能没有想象中简单，需谨慎处理！

患者平时没有口苦咽干症状，因此半表半里少阳病可以先排除。

没有便秘便溏之症状，因此里证，包括里虚寒、里虚热之阳明太阴病可以排除。

腰痛时不会畏冷发汗，也没有汗出发热等症状，因此表证，包括太阳表证及少阴表证都可以排除。

表里寒热虚实都排除了，那还有什么？

有没有寒湿？

患者自述素嗜猪脚等油腻之品，前年体检时血脂较高，有轻度脂肪肝。

从病史来看，有痰饮水湿的可能性较大。如果考虑到这里，经方中最著名的就是肾着汤。但再考虑一下有扭伤史，必有瘀血，可以先用桂枝茯苓丸。

拟方：肾着汤合桂枝茯苓丸，3 剂。

虽然没有经过面诊，也无脉诊，但病情分析详尽，虽然卧床 1 个月，疗效应该显著。

看病，我总是自信满满！

二诊：2019 年 6 月 19 日。

"医生，还是起不了床，怎么办？给你扛过来吧！"患者家属急躁地打着电话。没过多久，又打一次电话，说已经到诊所楼下了，能不能下去给他看。我让他到诊所里面来，没想到是抬着担架来的，看来是完全下不了地了。这种情况还能扛 1 个月，真的佩服我们的工人。

"哇！这次够呛，一个来月了，吃喝都在床上！痛得怀疑人生！"患者表情明显痛苦，吃力地讲话。

"你这痛得够重啊！要不我先给你查一下脉吧，再扎扎针。"我把完脉对着患者说。

"不，不，不，我会晕针。我听你讲针，我汗都出来了。"患者露出无比恐惧的表情，连连摆手。

"那先开两天的药让你吃，你住旁边宾馆吧。还是要回去啊？一般药吃了也会好，真不好该扎针还得扎！"我语气严肃地嘱咐着。

"先吃药，先吃药，再苦我都吃。你下重一点呗，我真的怕针！"患者口气中带着央求。

众人摇头。

**脉诊。**

宏观脉象：双尺浮而弦紧有力。

微观脉象：右尺部桡侧缘有腰椎脉晕，其外侧呈现夹心饼样肌肉脉晕，形粗大而指下质感硬实，久候有冰冷指感。

## 经方脉法思路分析本案

先分析宏观脉象。

宏观脉象：双尺浮而弦紧有力。

依据"表证：浮脉病在表"及"三焦对应：病在上焦应双寸，病在中焦应双关，病在下焦应双尺"病位判断原则，患者出现双尺浮脉，病位在表。患者腰痛，病痛在表层，符合脉象、症状体现。

依据"实寒：弦紧大实寒，缓而有力实"病机判断原则，患者出现弦紧有力脉，为实寒病机。

再依据"太阳病：表实表虚，实浮太阳"六经判断原则，患者出现表实寒病机，为太阳病表实寒证。

综合以上分析，患者为太阳病表实寒证，和问诊时诊所下的诊断相差甚远。脉诊更客观地体现人体气血阴阳盛衰的真实情况，相比之下，脉诊所获信息更值得信赖。

太阳表实寒重证，予大家所熟知的葛根汤。

拟方：葛根汤（重用葛根），2剂。

我们加重葛根是因为葛根可以解表，又可以解肌。本患者腰肌疼痛严重，病在肌肉，故直接加重葛根量以解肌。

本来想直接开方，但看患者病重，来一趟不容易，故用微观脉法详细斟酌一下，看是否也支持这样的诊断。再深入分析一下。

微观脉象：右尺部桡侧缘有腰椎脉晕，其外侧呈现夹心饼样肌肉脉晕，形粗大而指下质感硬实，久候有冰冷指感。

依据"实寒：弦紧大实寒，缓而有力实；形大饱满有力实，指下冰冷寒"微观病机判断原则，患者出现肌肉脉晕，形粗大而指下质感硬实，久候有冰冷指感，符合实寒病机特征。从微观脉象还觉察到另外一个问题：久候冰冷指感明显，说明寒性病机较重！

虽然上述太阳表实寒证分析没错，为葛根汤证，重用葛根也没错，但寒性重，可以加肉桂，以加强散寒止痛之功。

改拟处方：葛根汤（重葛根）加肉桂，2 剂。

**三诊：2019 年 6 月 20 日。**

今天门诊时，一个熟悉的身影拄着拐杖出现在候诊厅。我一下子没反应过来，难道是他？对，是昨天抬着担架过来的那位腰痛患者。他不是开了两天药吗？明天才来复诊呀，怎么提早一天来了？今天没用担架，看来好转了很多。旁边有个家属小心翼翼地扶着他。

"你不是明天才来吗？怎么提前来看诊了？你今天能起床了，还能走了呀，挺好！"我惊讶地看着他，同时很高兴他一天就能有这么大的好转。

"您开了两天药，我昨天跟今天早上就全吃完了。今天感觉好多了，身上有出汗，腰也轻松许多。真的很感谢，谢谢，谢谢！"他充满感激，一再称谢！

脉诊。

宏观脉象：双尺浮而稍弦。与二诊脉象相比，紧脉消失，有力脉也消失了。

微观脉象：右尺部桡侧缘腰椎脉晕，其外侧呈现夹心饼样肌肉脉晕，形略大而指下质感韧。与二诊脉象相比，粗大的腰部肌肉脉晕明显消退，指下质感也较之前柔软，之前冰冷指感脉象消失。

我们来分析一下脉象：

依据"实寒：弦紧大实寒，缓而有力实；形大饱满有力实，指下冰冷寒"的病机判断原则，宏观脉象中紧有力脉消失，说明实寒已缓解。

微观脉象中，之前形粗大硬实的肌肉脉晕消退，说明实性病机好转；而冰冷指感脉晕消失，说明寒性病机好转。实寒病机皆有所好转。

粗大僵硬的肌肉脉晕好转，也说明腰部肿大、僵硬的肌肉病理状况得到改善，腰痛及腰肌痉挛都明显好转。我们给他体检了一下，发现腰部肿大消退，不再僵硬。

病情明显好转，太阳表实寒证病机好转，葛根汤证依旧存在。

拟方：葛根汤（重用葛根）加肉桂、土鳖虫、狗脊，5 剂。

土鳖虫为活血之药，是下瘀血汤的主要药品之一；狗脊补肾壮筋骨，引药入腰。

后续微信回访，三诊后服用 5 天药，腰痛几乎痊愈。患者又赶紧回工厂干活去了！

## 回顾病案

本医案是一个以腰痛为主症的案例，临床多见。在中医临床中，急性腰扭伤一般通过针灸或小针刀处理很快就能好转，药物只是起辅助作用。而本案例比较特殊，患者晕针，一听说要针灸就浑身出冷汗，更不用说实际扎针了，只能服药治疗。这当然也考验了使用经方的功力！

本案例的另外一个特点是通过远程问诊，我们认为是肾着汤脉证。在问诊过程中，资料收集及辨证也相对严谨，但对于患者偏偏无效。

本案的第三个特点是，患者虽然后来被诊断为葛根汤证，但没有明显的畏冷、无汗等表证。这种病例真的考验了"有一分恶寒，便有一分表证"的信条！大家千万别被表面症状所欺骗，一定要透过现象（症状）看本质（病机）。当然，脉诊是最有效的方法，个人认为没有之一！

回顾整个病例的治疗过程，宏观脉象与微观脉象表现高度一致，都体现出实寒病机。这让我们很形象地感知到通过微观脉法治疗前后的变化：形大质硬的腰椎肌肉脉晕在葛根汤的治疗下逐渐消退变软并恢复到正常。脉中的肌肉脉晕如同腰里的肌肉一样消肿了，无比奇妙！

本案再次证明了"实寒：弦紧大实寒，缓而有力实；形大饱满有力实，指下冰冷寒"的实寒病机脉象诊断口诀的正确性。

# 案十六　瘦小塌陷无力虚，指下冰冷寒

我们在之前的宏观脉法里面探讨了虚寒病机的脉象诊断口诀："虚寒：细小微弱虚，迟缓弦虚寒"，此口诀在宏观脉法中已历经无数案例验证。

脉诊世界博大精深，从宏观脉法到微观脉法需进一步深入补充完善，虚寒病机的脉象诊断口诀也不例外。当再碰到虚寒病机时，我发现虚寒病机的微观脉象另有特征。特此，我们进一步总结病例如下。

依据病例来解读，或许会更加直观！

## 病案举例

笔者曾治一不孕案例。初诊：2020 年 1 月 21 日。

患者王某，女，43 岁，因"未避孕 11 年未孕"而就诊。43 岁的女性，属于高龄产妇，早已过了最佳生育年龄，卵巢已经进入衰退阶段，但患者想要生育。她并非不积极、不治疗，主诉中已提到不孕 11 年。

这 11 年的求子之路，其中的辛酸可能只有她知道。别的不说，单是试管婴儿就做过 3 次，每次采六七个卵泡，都能成功配成三四个胚胎，但偏偏次次不着床！

实际上，她早已经失去了信心，但是她的两个朋友都是找我治疗后生的宝宝，其中一个年龄跟她相仿的朋友也不孕六七年了，后生了一对龙凤胎！这样美好的结果自然刺激了她，燃起了她再生育的希望！

当她介绍到这里时，我顺口一问："你朋友宝宝不是一岁多了吗？你怎么早不来？"眼泪像断线的珠子一样从她眼中掉落！是的，我不小心触碰到了她最痛的伤口！她掩饰不住悲伤的表情，哭了好一阵。等她平复了心情，我们再继续问诊。

"我们查了子宫、卵巢、输卵管、卵泡，都没问题，就是不怀孕！"她拿出一大沓相关检查单，单纯出院小结就有 6 份，可见她至少住院过 6 次，真心不容易呀！

"抗米勒管激素（AMH）：0.04ng/mL！你这是卵巢功能早衰呀！正常

值都是要 2~6.8ng/mL 的。"我挑重点说。

"医生都说我这个年龄卵泡储备本来就少，本来也会低一点！这会影响怀孕吗？"看得出来，她非常紧张！

"在你这年龄卵巢功能是下降了，没错。但是你现在主要是来生宝宝的，所以这个值还是太低了！"我进一步耐心解释道。

"那怎么办呀？医生！有办法吗？"她更紧张了。

"不用太紧张。你那个朋友，其中一个也是这样子，不是生了一对龙凤胎吗？"

"是的，我记得她比我还低！"好像有对比，她心中得到了安慰，比刚才安定了不少！

"是的，你是会有机会怀上的。但不要想龙凤胎了，先生一个就好，别管男孩女孩。但你会比较难，别太着急。"

"我为什么会更难呢？"她又紧张了一下。

"你做人工试管婴儿取了好多次卵泡，卵巢肯定受影响！"我进一步解释道。

我开始给她把脉，她也安静了下来。

**脉诊。**

宏观脉象：双尺沉涩而细小。

微观脉象：双尺中可及子宫颈及子宫脉晕，形瘦小而下沉，子宫内膜脉晕薄而柔软，按之脉气无力。卵巢脉晕形瘦小而下沉，按之脉气无力，其表面凹凸不平，有"粗糙颗粒样"指感。

## 经方脉法思路分析本案

先分析宏观脉象。

宏观脉象：双尺沉涩而细小。

依据"里证：沉脉病入里"及"血虚：细小血中虚"的病位病机判断原则，患者出现双尺沉细小脉，病位在里，为里血虚病机。

依据"涩脉主瘀血"的病机判断原则，患者出现涩脉，为瘀血病机。

再依据"太阴病：里虚里寒，虚弱太阴"的六经判断原则，患者出现里血虚病机，为太阴病。综合以上分析，患者为太阴病里血虚夹瘀证。

依六经常用经方，可选用当归芍药散。

再分析微观脉象。

微观脉象：双尺中可及子宫颈及子宫脉晕，形瘦小而下沉，子宫内膜脉晕薄而柔软，按之脉气无力。卵巢脉晕形瘦小而下沉，按之脉气无力，其表面凹凸不平，有"粗糙颗粒样"指感。

依据"虚：虚性不足，虚性软陷；虚性沉衰，虚弱无力"的病机判断原则，患者出现子宫内膜脉晕薄而柔软，卵巢脉晕形瘦小，脉气无力，均符合虚性不足、软陷、沉衰特征，为虚性病机。

综合宏观脉象、微观脉象，判定患者为太阴病里血虚夹瘀证，可选用当归芍药散。

拟方：当归芍药散，7 剂。

**二诊**：2020 年 1 月 28 日。

"主任，前天来月经，比之前少，有很多血块。以前都不会，这可怎么办？有问题吗？"患者焦虑地问道。

**脉诊。**

宏观脉象：双尺浮细而涩。与一诊脉象相比，小脉消失，变为浮细脉。

微观脉象：双尺中可及子宫颈及子宫脉晕，形偏瘦。子宫内膜脉晕薄而柔软，按之脉气无力。卵巢脉晕形瘦，按之脉气无力，其表面凹凸不平，有"粗糙颗粒样"指感。与一诊脉象相比，瘦小脉晕改善。

依据"表证：浮脉病在表"的病位病机判断原则，患者出现双尺浮脉，病位在表。

再依据"太阳病：表实表虚，实浮太阳"的六经判断原则，患者出现表证且有细脉（营血亏虚），为太阳表虚证。

依据"虚：虚性不足，虚性软陷；虚性沉衰，虚弱无力"的病机判断原则，患者子宫颈、卵巢瘦小脉晕好转，说明虚性病机得到改善。

综合二诊宏观脉象、微观脉象分析结果，目前增加了表证病位。综合诊断为太阳太阴合病夹瘀，即太阳表虚证合太阴里血虚夹瘀血证。

太阳表虚证夹瘀证可选用桂枝茯苓丸，而太阴里血虚夹瘀血证仍选用当归芍药散。

拟方：桂枝茯苓丸合当归芍药散（汤），7 剂。

**三诊**：2020 年 2 月 5 日。

"主任，月经昨天本来就要来了，昨天 4 号是立春，他们说立春季节交换，病情会改变，我特意等到今天再来看。"这病久了，真的不容易啊，患者自己都研究上了！

"药吃完以后排出很多血块，感觉轻松了很多！前天干净了。"患者进一步讲述着，在讲血块时还表现出非常"恶心"的表情，看来她是从来没见过排这么多血块。

**脉诊。**

宏观脉象：双尺细而稍涩。与二诊脉象相比，浮脉消失，涩脉明显减少。

微观脉象：双尺中可及子宫颈及子宫脉晕，形稍瘦。卵巢脉晕形稍瘦，其表面有少许"粗糙颗粒样"指感。与二诊脉象相比，瘦脉晕进一步改善，"粗糙颗粒样"指感脉减少。

依据"虚：虚性不足，虚性软陷；虚性沉衰，虚弱无力"的病机判断原则，形瘦的脉晕进一步恢复到接近正常大小，无力脉也消失，说明虚性病机在好转。

涩脉明显减少，说明瘀血好转。浮脉消失，太阳表证已解。太阴病里虚证虽然改善，但仍然存在。

拟方：桂枝茯苓丸合当归芍药散去桂枝加肉桂汤，7剂。

去桂枝是因为太阳表证不复存在，加肉桂是因为里虚依旧、瘀血依旧，肉桂辛温可助化瘀。

**四诊：2020年2月28日。**

"主任，上个月26号来月经，这个月没来。怎么月经都乱了？"她往不好的方向想了，十几年的不孕，心情都很差了！

"月经没来，首先排查怀孕！"

"哪有那么简单嘛，才治疗一个多月！"她没有一丝丝的兴奋。

**脉诊。**

宏观脉象：脉平略滑。

"滑脉是孕脉！你回去做个早孕试纸查查，先确定一下再说！"我把完脉后正色告知。

"不可能吧！那我还吃药吗？"

"先不吃！做完早孕试纸给我回复！"

**五诊：2020年2月29日。**

繁重的诊务让我忘记了昨天的患者并没有给我回复。突然接到一个电话，电话那头泣不成声，久久无法说话。我一听非常着急，连忙问："你怎么啦？赶紧讲！"最后只听到她拼尽全力地喊出来："我怀孕了！我怀孕了！我昨天不相信，我今天抽血，真的怀孕了！真的怀孕了！"你能感受到她的激动、喜悦和委屈，所有的情绪都在碰撞！

## 回顾病案

求子路漫漫，其修远兮！多少不孕患者夫妇，其心酸非常人所能理解。本案患者在治疗过程中算是非常顺利的，我们更多的患者并没有这么顺利就能怀上。听到那喜悦又带着哭泣的声音给我报喜时，我们衷心地祝福她！当时，整个诊室里都回荡着喜悦的氛围。

我们之所以选这个案例，并非因为这个案例典型而高效，而是因为这个病例隐藏着虚性脉象的一个特征性微观脉象改变。

回顾二诊、三诊、四诊，患者缩小的子宫、卵巢脉晕逐渐恢复，慢慢膨大，到四诊时几乎恢复到正常。这个现象足以揭示："瘦小塌陷无力"是虚寒病机中虚性的最基础性改变。但这个病例没有体现出非常明显的寒象。

我们之前总结的寒性病机口诀为"寒性冰冷"，把这两个特性合在一起，定下了虚寒病机口诀："瘦小塌陷无力虚，指下冰冷寒。"这和前面宏观脉法虚寒病机口诀融合成一个完整的虚寒病机口诀："虚寒：细小微弱虚，迟缓弦虚寒；瘦小塌陷无力虚，指下冰冷寒"。这个口诀在之后的很多案例中发挥出了强大的力量，大家在临床中可以再次验证并完善。

# 案十七 虚寒病机有轻重，指下冰冷透天机

我们在案十六中探讨了虚寒病机的脉象诊断口诀："虚寒：细小微弱虚，迟缓弦虚寒；瘦小塌陷无力虚，指下冰冷寒。"案十六精细地体现了"瘦小塌陷无力虚"的动态表现过程，但这主要是体现虚的一面。而寒性病机呢？虚、寒病机虽然可以合并，但临床上可以各有侧重。有的虚寒病机可以体现稍微虚弱的一面，有的却可以体现较为寒性的一面。

我们在众多的病案中精选一则侧重于寒性病机的虚寒病机案例，并主要体现寒性病机脉象在治疗中的动态变化过程。这种过程能让大家更准确地感受到虚寒病机中虚、寒各有侧重的精细变化。让我们随着案例中病机的改变，来感受脉诊的奇妙！

## 病案举例

笔者曾治不孕案例。初诊：2020 年 4 月 1 日。

患者白某，女，32 岁，以"未避孕、3 年未孕"为主诉就诊。

32 岁的女性，虽然在社会层面上还算年轻，但在生育这件事上却较为高龄了。本患者为博士学历，毕业后顺利找到如意郎君，可谓学历婚姻两不误。可惜天不遂人愿，婚后 3 年一直未能怀孕。

第一年，她一点都不在意。一年过后，看着久久没有动静的肚子，两家人都着急了。先是去妇幼保健院做各种检查，当然也是能查的都查了，竟然没有发现明显的异常。医院医生让他们再等等。又等半年，彻底坐不住了，开始吃各种药，中药、西药双管齐下，又过半年仍无动静。按患者妈妈的话讲，遍寻省内外名医！

"我家姑娘高中的同学，在医院上班，介绍的您。人家在大医院上班，反而介绍外面的您，您肯定非常厉害！"她妈妈一进门就各种夸赞，给姑娘打气，也给我信心！

"早知道生个娃这么困难，本科毕业就让她赶紧嫁人生娃去，不应该等到现在。"她妈妈接连一阵抱怨！

"当小姑娘的时候就痛经，当初我不在意，觉得女人痛经是生理性的，哪知道它会影响怀孕！早知道这样子，就应该早带她来看，当初就只知道读书！读书！读书！"又是一阵输出。

"平时痛经很厉害吗？月经规律吗？"我开始逮住机会讲话，不然全程都是她妈妈在讲。

"是的，每次都很痛，痛不欲生的那种，要吃止痛药的那种。"患者开始正式描述病情。

"月经什么时候来的？有血块吗？痛的时候会怕冷吗？"

"3月25日，刚干净。来月经头两天痛得最厉害，无法上班。来一次月经，全公司都知道我来月经，尴尬死了。"回忆的同时，她伴随着痛苦的表情。

"月经周期算是规则的，28天到30天，每次5天或六七天彻底干净，很少量的血块。痛的时候浑身乏力，不会怕冷。痛过了就很想睡，很疲惫那种。"患者继续补充道。

"都做了什么检查？有带来吗？"

"你看，这么多医院，查这么多，这些是近期的。"她妈妈从一个袋子里拿出一大沓相关检查单。

"子宫卵巢B超是好的，输卵管造影是通的，卵泡检测较差，都是小卵泡！"我简单扼要地指出问题。

"也有专家认为小卵泡是主要原因，但是吃了很多激素以后又长起来，仍然怀不了。您看我都胖成这样了。"

"体重、身高各多少？今年胖了多少？激素还在吃吗？"

"146斤，162cm。每年都买裤子，今年胖了20斤，是最多的一年。"姑娘无不忧虑自己的身材。

"还好，也不胖，至少身材比我好。"我调侃着。

"哈哈，主任，像你，我就不活了，哈哈。"患者忍不住笑出声来，旁边患者跟着大笑，诊室氛围瞬间轻松欢快了许多。

脉诊。

宏观脉象：双寸浮短细缓，双尺沉细短。

微观脉象：双寸下心肺脉晕稍浮起，形瘦小，心肺脉位退后（近心端），心肺脉表面柔和，按之脉力沉下，无力上举；双尺部有大片冰冷指感，卵巢脉晕沉下，形状偏小而显扁塌，卵巢里边充满椭圆形凹陷颗粒——未成熟卵泡脉晕。

## 经方脉法思路分析本案

先分析宏观脉象。

宏观脉象：双寸浮短细缓，双尺沉细短。

依据"表证：浮脉病在表""里证：沉脉病入里"及"三焦对应：病在上焦应双寸，病在中焦应双关，病在下焦应双尺"的病位判断原则，患者出现双寸浮短脉，病位在表；双尺沉细短脉，病位在里；寸浮尺沉，提示上焦表证、下焦里证。

依据"血虚：细小血中虚"的病机判断原则，患者出现细脉，为血虚病机。

再依据"太阳病：表实表虚，实浮太阳""太阴病：里虚里寒，虚弱太阴"的六经判断原则，患者出现表虚病机，为太阳表虚证；出现里虚病机，为太阴里血虚证。

综合以上分析，患者为太阳太阴合病，即太阳表虚证合太阴里血虚证。

我们再来分析微观脉象。

微观脉象：双寸下心肺脉晕稍浮起，形瘦小，心肺脉位退后（近心端），心肺脉表面柔和，按之脉力沉下，无力上举；双尺部有大片冰冷指感，卵巢脉晕沉下，形状偏小而显扁塌，卵巢里边充满椭圆形凹陷颗粒——未成熟卵泡脉晕。

依据"虚寒：细小微弱虚，迟缓弦虚寒。瘦小塌陷无力虚，指下冰冷寒"的病机判断原则，患者出现心肺脉晕形缩小无力，为虚性病机；出现双尺部大片冰冷指感脉，为寒性病机。虚、寒病机均重！

综合微观、宏观脉法，患者为太阳太阴合病，下焦有明确虚寒症状，则为太阳表虚证合太阴里虚寒证。

依据以上病机，可选用当归四逆汤。

拟方：当归四逆汤，5剂。

**二诊：2020年4月6日。**

"主任，没有任何感觉！"患者一进门就急促地表达。

"你主要来看不孕，一般都没啥感觉，生孩子是目标！"我耐心地解释道。

脉诊。

宏观脉象：双寸浮短细，双尺沉细短。与一诊脉象相比，缓脉消失。

微观脉象：双寸下心肺脉晕稍浮起，形瘦小，心肺表面柔和，按之脉力沉下，无力上举；双尺部有大片冰冷指感，卵巢脉晕沉下，形状偏小而显扁塌，卵巢里边充满椭圆形凹陷颗粒——未成熟卵泡脉晕。与一诊脉象相比，心肺位退后（近心端）状况好转。

依据"虚：虚性不足，虚性软陷。虚性沉衰，虚弱无力"的病机判断原则，患者缓脉消失及心肺位退后（近心端）状况好转，均为不足、沉衰的虚性特征好转。

综合上面脉象分析，虽然症状没有明显改变，但是脉象的虚性特征得到改善。之前的判断跟所用药方均正确有效，所以继续守方。

拟方：当归四逆汤加鸡血藤，7 剂。

鸡血藤甘温，活血补血，针对虚性脉象而设。

**三诊：2020 年 4 月 13 日。**

脉诊。

宏观脉象：双寸浮稍细，双尺沉稍细短。与二诊脉象相比，寸短脉消失，细脉好转。

微观脉象：双寸下心肺脉晕稍浮起，形瘦，心肺表面柔和，按之脉力沉下，无力上举；双尺部有大片冰冷指感，卵巢脉晕沉下，形状略扁塌，卵巢里边充满椭圆形凹陷颗粒——未成熟卵泡脉晕。与二诊脉象相比，心肺脉晕瘦较之前好转；卵巢脉晕偏小现象也好转。

依据"虚：虚性不足，虚性软陷。虚性沉衰，虚弱无力"的病机判断原则，患者宏观脉的短脉消失，细脉好转，揭示着虚性特征的好转。心肺、卵巢脉晕脉形瘦小的体质慢慢恢复，体现沉衰不足的虚性特征好转。

分析三诊脉象，患者病情明显好转。病机、脉症未变，守方继进。

拟方：当归四逆汤加鸡血藤、阿胶，15 剂。

加阿胶亦加强甘温补血之力。

**四诊：2020 年 4 月 28 日。**

"主任，前天来月经，上次是 3 月 25 日，这次是 4 月 26 日。月经量比以前多，有少量血块。这次痛经明显好转，没有请假，可以坚持上班。主任，我看到疗效了，看到希望了，谢谢您！"患者一脸感激，信心满满。对的，疗效永远是最有力的广告！

**脉诊。**

宏观脉象：双尺沉稍细短。与三诊脉象相比，双寸浮稍细消失，尺脉依旧。

微观脉象：双尺部有大片冰冷指感，卵巢脉晕沉下，形状略扁塌，卵巢里边充满椭圆形凹陷颗粒——未成熟卵泡脉晕。与三诊脉象相比，心肺脉晕已恢复正常；卵巢脉晕偏小现象也好转；大片冰冷指感脉依旧。

依据"虚：虚性不足，虚性软陷。虚性沉衰，虚弱无力"的病机判断原则，患者上焦虚弱几乎恢复正常，浮脉消退，表证已解。

目前没有解决的是下焦的虚寒，特别是大片冰冷指感脉依旧。

依据"瘦小塌陷无力虚，指下冰冷寒"的病机判断原则，患者下焦虚寒病机还是比较严重。

目前，病机已出现明显转变，可以判定为太阴里虚寒证。病机改变了，方药必须跟着改。根据太阴里虚寒证病机寒性较重的特征，我们选用附子理中丸。

拟方：附子理中丸（汤），15 剂。

**五诊：2020 年 5 月 15 日。**

"主任，我发现我的手脚没有那么冰了，现在手指、脚趾暖和许多！虽然没有怀孕，但我的身体越来越好了，我能够切身感受得到！。"患者一脸感激，满怀信心！

**脉诊。**

宏观脉象：双尺沉稍细。与四诊脉象相比，双尺短脉消失。

微观脉象：双尺部有小片冰冷指感，卵巢脉晕沉下，形状略扁塌，卵巢里边有少量椭圆形颗粒——较成熟卵泡脉晕。与四诊脉象相比，卵巢卵泡脉晕点扁塌凹陷现象已经消失，冰冷指感脉范围也在缩小。

依据"瘦小塌陷无力虚，指下冰冷寒"的病机判断原则，患者下焦虚寒病机已经明显纠正。

综合脉象的判断，太阴里虚寒证有明显的改变，守方继进。

拟方：附子理中丸加肉桂、巴戟天、淫羊藿，15 剂。

**六诊：2020 年 6 月 1 日。**

又是一个儿童节，但却是不关乎我的节日，诊所依旧上班。这天上班，患者来了都会调侃，开开玩笑。虽然没有儿童节的气氛，但却有儿童的快乐。

"主任，这次也是 28 号来月经，已经完全不痛了。我恢复到少女般的状态，现在真的能过儿童节了，越来越年轻了！哈哈！"患者一边报告病情，一边开心地开怀大笑！旁边的患者也跟着开怀大笑说："我们也过儿童节呢！"

**脉诊。**

宏观脉象：双尺稍细。与五诊脉象相比，双尺沉脉消失。

微观脉象：双尺部有稍冰冷指感。卵巢脉晕形状饱满。卵巢里边见椭圆形颗粒，为较成熟卵泡脉晕。与五诊脉象相比，卵巢、卵泡脉晕已经变饱满了，冰冷指感脉范围也进一步缩小。

依据"瘦小塌陷无力虚，指下冰冷寒"病机判断原则，患者卵巢脉晕形状已饱满，说明虚性病机已经完全纠正；而双尺部有稍冰冷指感，说明下焦虚寒病机已经明显纠正。

太阴病里虚寒病机未变，守上方继进。

拟方：附子理中丸加肉桂、巴戟天、淫羊藿、紫石英，15 剂。

上面患者又调治了 1 个月左右，到 7 月，终于怀孕了。十月怀胎后生了个胖小子。后面我还参加了小孩子的满月宴，当时我被奉为座上宾。当医生如此，也算幸福满满！

## 回顾病案

当今社会，晚婚晚育盛行，出生率年年下降。谁家能生个宝宝，那简直喜从天降。晚婚导致很多高龄产妇出现，很多年轻人因为读书、事业等因素错过最佳生育年龄，当结婚的时候才发现怀孕困难。我们之前的不孕标准是，有正常性生活、未避孕、超过两年未孕算不孕，后面的诊断标准把两年改成一年，也就是说未避孕超过一年未孕就可以诊断为不孕。

不孕患者目前特别多，其治疗相对比较困难。有诸多患者并没有明显的症状跟体征，还有一大部分患者甚至连各种检查都是阴性的。因为没有症状，所以在治疗的过程当中不以症状反应来评估疗效。我们在治疗过程当中，主要以脉象的反应来评估方药是否正确，到最终有无疗效，则以怀孕生娃为标准。所以在不孕的治疗当中，脉象尤其重要。

我们在回顾本案例的过程当中，发现虚寒病机贯穿始终，但虚寒病机各有消长。开始治疗的一诊、二诊到四诊时，虚性病机的体现更加明显，治疗变化也非常明显。症状改变不大，虽然痛经有好转，但改变主要体现在脉象。从一诊的宏观细小脉，到三诊稍细脉，脉管径的宽度进一步在扩大、好转；从一诊的微观脉象中，心肺脉晕形状瘦小及卵巢脉晕形状偏小且扁塌，到四诊时，卵巢脉晕形状不再瘦小、略扁塌，也体现出卵巢脉晕从扁塌瘦小的状态慢慢变得饱满，脏腑气血在缓慢充足，瘦小虚弱的脏腑脉晕慢慢恢复正常。

四诊之前，虽然虚寒病机贯穿前后，但我主要对虚性病机进行治疗，微观脉象也体现出"瘦小塌陷无力虚"的虚性特征，并在治疗当中慢慢恢复正常。四诊之后，更多的是对寒性病机的诊治。

患者没有出现明显任何症状，但脉象中体现"双尺部大片冰冷指感"。依据"指下冰冷寒"的判断原则，确定下焦寒性病机严重。我们转变了治疗方向，以附子理中丸（汤）为主线。五诊、六诊过后，微观脉象的改变特别明显，从"双尺部大片冰冷指感"到"双尺部小片冰冷指感"，到后来"冰冷指感脉"消失，宣布冰雪融化，寒性病机彻底治愈，而后怀孕！

从上面的案例，大家清晰地看到了微观脉法虚寒病机的诊断口诀："瘦小塌陷无力虚，指下冰冷寒。"还有在虚与寒病机的治疗过程当中，"瘦小塌陷无力"与"指下冰冷"的脉象特征慢慢恢复和消长的过程。

这种虚寒病机与脉象相关的案例还有很多，大家可以在实践中不断总结完善。

# 案十八 阳痿有表证，虚寒致不育

　　我在案十七中探讨了不孕案例，探讨了虚、寒病机在治疗当中的消长转化，如常常跟不孕联系起来，那便是不育。在不孕不育当中，生孩子已经不单纯是女人的事，男性因素已经超过三成，精子质量问题是不育的主要因素，其中，精子向前运动能力以及精子头部畸形率成为不育最常见的因素之一。中医在治疗男性不育方面有着较大的优势。

　　虚寒是不育常见的病机之一，那不育的虚寒病机又具备怎样的特征呢？脉象诊断口诀："虚寒：细小微弱虚，迟缓弦虚寒。瘦小塌陷无力虚，指下冰冷寒。"这边如何灵活适用？让我们来看看具体的病例。

## 病案举例

　　笔者曾治不育案例。初诊：2020年6月6日。

　　患者林某，男，29岁，以"未避孕3年未育"为主诉就诊。在一个未能顺利怀孕的小家庭里，传统的眼光总是盯着女人的肚子，觉得生孩子是女人的事，是这个女人生不出孩子。所以妇女在生育中常常有较大的压力，到医院检查也常常先查女方，再查男方。

　　本案患者也不例外，他老婆经历各种检查后，才查到他自己有精子质量问题。这下他心不甘情不愿地来治疗了，当然他仍然有各种质疑，觉得自己是没问题的，医院才是有问题的。来听听他自己的说法。

　　"医生，我通过朋友介绍，你先给我把把脉！"他一进门，一声不吭，伸出双手考医生来了！别的医生一看这架势，多数难以招架，但对于我这种以脉诊出名的医生，那是小菜一碟。

　　"心脉很弱，心慌气短，肾气很沉，精子质量很差，明显的弱精症。如果还没生过孩子，那目前怀孕会很困难，主要是精子头部的畸形率偏高，让女方难以受孕……"我一边把脉，一边讲述着他的病情，这可是我的独门绝技，可以未言先知！

　　"啊？啊！我精子质量有问题，三四年老婆都怀不上！你怎么这一把脉都知道了？这真神了！"他讲话的声音都是颤抖的，结结巴巴，一脸不可思议的表情。

"我专门研究脉诊的呀！脉象有未言先知之妙！也不全准，八九不离十吧！"我谦虚地说道。

"这，这，已经太厉害了，真不可思议！当代的扁鹊啊！我还真是精子头部畸形率高！"他讲话再次结巴，声音因激动而哆嗦着！同时从手机的某医院公众号调出精子的检查报告单展示给我。

"正常精子 1.2%，精子头部畸形率 98%！你这精子不行呀，怎么能怀孕呢？"我看着报告单，分析道。

"我看也不行，98% 都有问题，都快团灭了！"他一脸沮丧！

"别着急，我们有办法，这种患者我们每天都能遇到。我这边不做广告，只做疗效，你也是别人介绍来的，要有信心！"我安慰道。

"对对对，老家一个阿姨的儿子也在你这边治疗的，跟我同样的情况。他家介绍我来！他说你把脉很神奇，我不信！今天见识到了！是我孤陋寡闻了！"他仍然很激动。

"您刚才说我有尿酸高，我确实有，这您也能知道，好像看过我的报告单一样，不可思议。"患者继续补充，仍然觉得不可思议。

"您安心在这边治疗，大多数疗效都很好。对了，介绍的那个人是谁呀？"

"老家人，他老婆刚生一个儿子，全家开心得不得了。我这次回老家，我妈特意去他家问了个详细。这不，我就赶紧赶过来了。"

"对，我想起来了，那个小伙子，IT 男，天天熬夜。"

"我也做这行，也天天熬夜。你看我这头发，都快秃顶了，比你专家还少。"他低头，展示着他那个稀疏的发顶，确实少得可怜。

"你这肾气很虚，性功能下降，有晨勃吗？勃起功能怎么样？硬度怎么样？时间呢？"我详细追问道。

"……"

我看他欲言又止，知有难处，便让护士与其他无关人士回避。

"实在不好意思开口，最近都没晨勃，做爱的时候能勃起，但硬度差，时间短，就一两分钟不到。这种情况一年多了。老婆多少有些怨言，经常找事情吵架，唉！"他一脸沮丧，唉声叹气！

"早些年，是房事太频繁，还是自慰太频繁？"

"年轻不懂事，天天自慰。后面有女朋友，房事也是每天都有！现在好像精力枯竭一样！"他讲的时候有点害羞。

"从现在开始不能熬夜，早点休息，保持适当的锻炼，房事不能太频繁，也不需要禁欲，1 周保持 1~2 次则可。"我详细地嘱咐道。

"最近一个月都没一两次，性能力差，也没啥意思，好像没欲望！"他无奈地讲着。

"你太少也不行，精子 3~6 天最活跃，6 天后就老化。你要保持一定的性行为频率才能怀孕，特别是排卵期，要配合！"

"哦，我明白了，关键是力不从心呀！"

"没事，治疗一段时间后，性功能会恢复，精子质量也会恢复，但没那么快，别着急！"

"谢谢主任！我一定坚持！"看着患者信心满满的样子，我也感到欣慰。

前面已把脉，这边我们记录下脉象。

宏观脉象：双寸浮细而无力，尺部沉稍大。

微观脉象：左寸脉浮，其下心脏脉晕稍浮起，心脉晕外形瘦小，心脉表面不甚饱满，按之脉气无力上举，搏动无神。左尺部桡侧缘可及直肠脉晕，肠内饱满，充满"泥团样"宿便脉晕。双尺下可及前列腺及睾丸脉晕，睾丸脉晕可及"鸡翅木纹理样"异常脉晕。

## 经方脉法思路分析本案

先分析宏观脉象。

宏观脉象：双寸浮细而无力，尺部沉稍大。

依据"表证：浮脉病在表"病位判断原则，患者出现双寸浮细脉，病位在表。

依据"血虚：细小血中虚"病机判断原则，患者出现细脉，处于浮层，为营血亏虚病机。

再依据"太阳病：表实表虚，实浮太阳"六经判断原则，患者出现表虚病机，为太阳表虚证。

依据"气虚：虚软无力气"病机判断原则，患者出现细而无力脉，为气虚病机。

再依据"太阴病：里虚里寒，虚弱太阴"六经判断原则，患者出现气虚病机，为太阴病气虚证。

依据"里证：沉脉病入里"病位判断原则，患者出现尺部沉脉，病位在里。

依据"热：热性涨大，热性升腾。热灼红肿，洪数有力"病机判断原则，患者出现尺部沉稍大脉，为里热病机。

再依据"阳明病：里实里热，实大阳明"六经判断原则，患者出现里热病机，为阳明病。

综合以上分析，患者为太阳太阴阳明合病。

我们进一步分析微观脉象。

微观脉象：左寸脉浮，其下心脏脉晕稍浮起，心脉晕外形瘦小，心脉表面不甚饱满，按之脉气无力上举，搏动无神。左尺部桡侧缘可及直肠脉晕，肠内饱满，充满"泥团样"宿便脉晕。

依据"瘦小塌陷无力虚，指下冰冷寒"病机判断原则，患者出现心脉瘦小、不甚饱满、脉气无力，均符合虚性特征。虚性病机特征明显，但是没有明显寒性病机。

依据"形大饱满有力实，指下灼热热"病机判断原则，患者出现直肠脉晕饱满，"泥团样"燥屎脉晕，均符合实性特征，但是没有明显热性病机。

综合微观、宏观脉法，患者为太阳太阴阳明合病，以太阳太阴合病为主，阳明病次之。需要补充的是，尺下可及睾丸脉晕，见"鸡翅木纹理样"异常脉晕，这是睾丸不能产生正常精子的疾病脉象。

符合以上病机的，可以直接选炙甘草汤。

拟方：炙甘草汤，5剂。

**二诊**：2020年6月11日。

"主任，心慌有好转。平常不会再莫名心慌了。其他没啥感觉，就是入睡有点困难，每个晚上都要翻来覆去好久才能睡着。"今天11日，吃完5天的药，患者如约而至。

**脉诊。**

宏观脉象：双寸浮细，尺部沉。与一诊脉象相比，无力脉消失，尺大消失。

微观脉象：左寸脉浮，其下心脏脉晕稍浮起，心脉晕外形瘦小，心脉表面不甚饱满，有心前灼热脉晕。双尺下可及前列腺及睾丸脉晕，睾丸脉晕可及"鸡翅木纹理样"异常脉晕。与一诊脉象相比，心搏较前有力且有神，尺脉"泥团块样"燥屎脉晕消失，增添心前灼热脉晕。

依据"形大饱满有力实，指下灼热热"病机判断原则，患者出现尺下"泥团样"燥屎脉晕消失，下焦里实热消退，增添心前灼热脉晕，为上焦阳热。

综合微观、宏观脉象，患者仍为太阳太阴阳明合病，只是下焦阳明热已除，代之是上焦阳明热，热扰心脉，导致失眠。

可以再用炙甘草汤，下焦阳明热已除，可去火麻仁。上焦太阳表虚合阳明热，可选用桂枝加龙骨牡蛎汤。

拟方：炙甘草汤去火麻仁加桂枝加龙骨牡蛎汤 5 剂。

**三诊：2020 年 6 月 16 日。**

"主任，这两天睡得很好，早上起来有晨勃！看来效果杠杠的！"患者露出非常欣喜的神色。

"这两天有性行为吗？可以试一下！"我鼓励道。

"老婆来月经了，得等两天。"患者一边说一边偷笑。

**脉诊。**

宏观脉象：双寸浮稍细，尺部沉。与二诊脉象相比，寸细脉好转。

微观脉象：左寸脉浮，其下心脏脉晕稍浮起，心脉晕外形偏瘦，心脉表面不甚饱满。双尺下可及前列腺及睾丸脉晕，睾丸脉晕可及"鸡翅木纹理样"异常脉晕。与二诊脉象相比，心形瘦好转，心前灼热脉晕消失。

依据"瘦小塌陷无力虚，指下冰冷寒""形大饱满有力实，指下灼热热"病机判断原则，患者出现心脉形从瘦小恢复到瘦，说明心脉虚的情况好转，心前灼热脉晕消失，说明上焦阳热已消退。

看来二诊用方正确，不管症状、疗效，还是脉象，都有明显的改善。病机改善，原病机未变，守方继进。

拟方：炙甘草汤去火麻仁加桂枝加龙骨牡蛎汤，7 剂。

**四诊：2020 年 6 月 23 日。**

"主任，效果很好，这两天都有 10 分钟了！"患者喜悦之色溢于言表！

脉象如前，守方继进 7 剂。

**五诊：2020 年 7 月 8 日。**

"雄风再现！"患者得意洋洋，溢于言表。

脉诊。

宏观脉象：双关双尺沉。与五诊脉象相比，细脉消失。

微观脉象：双尺下可及前列腺及睾丸脉晕，睾丸脉晕可及少量"鸡翅木纹理样"异常脉晕。久候有小片冰冷指感脉。与五诊脉象相比，双尺冰冷指感脉面积减少，且"鸡翅木纹理样"异常脉晕面积也减少。

依据"瘦小塌陷无力虚，指下冰冷寒"病机判断原则，患者冰冷指感脉减少，则为下焦虚寒之象好转。

太阴病里虚寒证病机未变，附子理中丸脉证未变，可守方。

拟方：附子理中丸加巴戟天、肉桂、仙茅，7剂。

巴戟天、肉桂、仙茅均为温热之品，应增加温补下焦虚寒之功！

**六诊**：2020年7月15日。

脉诊。

宏观脉象：脉平。与五诊脉象相比，诸脉平！

微观脉象：双尺下可及前列腺脉晕，久候有稍冰冷指感脉。与五诊脉象相比，双尺冰冷指感脉面积进一步减少，且"鸡翅木纹理样"异常脉晕已消失！

依据"瘦小塌陷无力虚，指下冰冷寒"病机判断原则，患者冰冷指感脉减少，则为下焦虚寒之象进一步好转。"鸡翅木纹理样"异常脉晕消失，说明睾丸的生精能力已慢慢恢复正常。

太阴病里虚寒证病机未变，可守方再进7剂，并嘱查精子常规及精子形态学检测！

1周后，精子报告单出来，精子向前运动率48%，正常形态精子百分率6.4%（注：正常形态精子≥4%为正常）。

欢呼雀跃！

一年后顺利生了一个胖小子！孩子百日宴，我又当一回明星！

## 回顾病案

不孕不育病，男方因素所占比例越来越大，这并非传统观点里生孩子是女人的事！我们在上个医案讲的是不孕，这个医案讲的是不育。

有一大部分不育的患者伴随着性功能的障碍，但是并非所有不育患者都有性功能障碍，甚至有些患者有无精症，但性功能却很好，两者并非伴随状态！本案患者性功能亦出现障碍。在一诊、二诊的治疗当中，性功能迅速恢复，我们使用的是炙甘草汤。

在《伤寒论》里面，我们找到相应的条文：

《伤寒论》第 177 条：伤寒，脉结代，心动悸，炙甘草汤主之。

《金匮要略·血痹虚劳病脉证并治》：附方《千金翼方》炙甘草汤，一云复脉汤。治虚劳不足，汗出而闷，脉结悸，行动如常，不出百日，危急者，十一日死。

《金匮要略·肺痿肺痈咳嗽上气病脉证治》：《外台》炙甘草汤，治肺痿涎唾多，心中温温液液者。

条文里面并没有治疗性功能障碍的相关文字，大多数是治疗心慌心悸、虚劳汗出的，和性功能障碍相去甚远。我从经方脉法提取了炙甘草汤证背后的病机，同样的病机之下，将其灵活应用于性功能障碍，取得良好的疗效。

五诊的时候，病机明显转换，脉象相应地大幅度变化，体现出下焦虚寒的典型脉象："指下冰冷寒。"处方及时转换为附子理中丸。当取得疗效的时候，我们顺势增加了巴戟天、肉桂、仙茅温热之品，取得更好的疗效。

再看理中汤相关条文（略），亦无性功能障碍及不育的相关文字记载。我们用经方脉法的理念读懂了背后的病机，用在性功能障碍及不育的治疗当中，取得喜人的成绩。

实践证明，虚寒病机脉象诊断口诀："虚寒：细小微弱虚，迟缓弦虚寒。瘦小塌陷无力虚，指下冰冷寒。"对虚寒病症的诊断精准而高效！

# 案十九　瘦小塌陷无力虚，指下灼热热

我们今天讨论的是虚热病机的脉象诊断标准，之前在宏观脉法里面已经讨论过，并总结了诊断口诀："虚热：细小虚弱虚，疾数无力热。"根据以往的经验，微观脉法很难直接沿用宏观脉法的诊断口诀，所以我们必须根据"虚性"及"热性"病机的大方向和原则重新总结。

我们之前总结了微观脉法虚性特征："虚小不足。"这是一个特别大的方向，后面依据微观脉法普遍原则，进一步细化："瘦小塌陷无力虚。"

之前总结了热性病机的微观脉法特征："热性灼热。"于是我们把虚热病机定位为："瘦小塌陷无力虚，指下灼热热。"那临床实际上能不能行得通呢？

我们知道，虚热在六经概念当中关乎两经合病：太阴阳明合病，即太阴里虚合阳明里热。太阴里虚，指的是太阴病中的气血阴精的亏虚。但是虚热，可不单纯指的是虚，同时还有热象。这热象在六经病中就体现为阳明病，即阳明病中的里热证。

有人说，阳明病是里实热证。其实，阳明病是里实加里热，也就是说里实和里热都归属于阳明病，当然包含着里实热证。假如片面理解为阳明病就是里实热证，那是不全面的。我们这里所探讨的虚热病机，就是太阴的里虚证合阳明的里热证，其中并不包含阳明里实证。

只有对太阴病和阳明病所包含病机进行深透理解，才能理解虚热病机在六经病是怎样的一个定位、怎样的一个概念内涵。

让我们以病案来加深对它的认识！

## 病案举例

笔者曾治更年期综合征案例。初诊：2020 年 6 月 12 日。

患者曾某，女，51 岁，以"脸部发热、手足心热 1 年半"为主诉就诊。这种 50 岁左右的阿姨，一看到脸部发热、手足心热，有经验的医生一下子就想到更年期综合征。这位阿姨也不例外，就是典型的更年期综合征患者。

她还没完全绝经，月经处于紊乱期，但伴随的更年期症状特别明显。不但脸部发热、手足心热，而且心烦、汗多、失眠的症状也都出现了，可谓非常典型，甚至连情绪都出现很大的波动。

当时就诊于某医大附属二院（三甲医院），医生直接开了很多抗焦虑药及安定片。虽然安定类药物一直在加量，睡眠却仍然一天比一天少，同时导致她焦虑更加严重，情绪波动异常厉害，全家人吵得不可开交。她好像已经活成了别人眼里那种恐怖的更年期女人。在她女儿的眼里，用一句话来形容就是"不可理喻"。让我们来听听她本人的描述。

"每天都很烦。脸上像烤火一样发烫。身上一阵一阵发热，看谁都不顺眼。胸口一直堵着一口气，有想发泄的感觉！"她在讲话时带着烦躁而愤怒的眼神，甚至眼珠子还左右转着，似乎在找发泄的对象，你感觉她随时会爆发。

"你这是更年期综合征，情绪波动比较大，是身体进入更年期了，要自我压制，疏导自己的情绪！不是周围的人对你不好！"我小心翼翼地解释道，生怕一不小心惹她爆发。

"我之前也觉得是我自己身体出问题了，但我现在觉得是他们真的对我不好，好像嫌弃我这老太婆一样，这也不是那也不是！"她带着愤怒的口气说。

"没有，没有，是你肝火太旺，就一直想发无名火，所以看谁都不顺眼！"

"对，我觉得他们都离我远远的，我也一直想发火！而且我一天都睡不了一个小时，我愈加烦躁！我觉得是睡不着才烦，如果能让我睡着了，我心态就会平稳！"她的声调一直在加重，好像带着怨恨。

"对，睡眠跟情绪是有相关性的，你睡不着当然更烦了，因为你的精力、体力得不到恢复！我看你就剩这两颗的安定了，也不能再多吃了！这个不但会上瘾，而且副作用也不少。"

"我知道啊，所以我更焦虑了！但是我不吃两颗，就一个小时都睡不着！那我能怎么办？你现在中药能帮我睡两三个小时我就满意！"她似乎平复了一点情绪。

"还有一点，你不会觉得我脸上很红吗？我是真觉得烫呀，身上也好像一阵一阵发烫，这是怎么回事？为什么有这么大的火气？而且我口苦，晚上要起来喝两大罐的水，一会儿就爬起来喝水，也影响我睡眠。"

"口干喝水，当然影响睡眠。这些就形成恶性循环。你睡前可以多喝点。"

"我女儿非但不体贴，还天天气我！"患者说这句话的时候，恶狠狠地盯向女儿。四目相对那瞬间，她女儿猛地一愣，连连后退，好像受到惊吓一样。

"你会便秘吗？白天跟晚上都出汗，很多吗？"

"会便秘，2天1次，解便的时候很困难！有时用开塞露！小便还很黄！"患者详细回答。

"你把心态放平稳，这主要是跟你更年期综合征有关，体内激素水平在波动。安定药还是按原来的量吃，等中药吃完了，能睡五六个小时后再减量！"我叮嘱道。

"吃你的药，还吃安定啊，那吃中药要干嘛？"她露出非常不解的眼神。

"你安定吃了这么久，突然间没吃会反弹，你会一刻都睡不着，所以你要先吃中药，中药起作用了，安定再慢慢撤下来！这样子才能平稳过渡！明白没有？"我非常耐心地解释道。

"好好，听主任的安排！"她怨声载道。

"但是你吃这么久的安定，可没那么快好！"我小心翼翼地讲着。

"我明白了，反正死马当活马医！"她仍然是那种口气。

**脉诊：双关尺弦而滑数有力。**

## 经方脉法思路分析本案

**脉诊：双关尺弦而滑数有力。**

依据"实热：洪大滑数热，指下有力实"病机判断原则，患者出现滑数有力脉，属实热病机。

依据"气滞：气滞弦有力"病机判断原则，患者出现弦有力脉，属实性气滞病机。

再依据"少阳病：上热气滞，实弦少阳"六经判断原则，患者出现实性气滞病机，为少阳病。

再依据"阳明病：里实里热，实大阳明"六经判断原则，患者出现实

107

热病机，为阳明病。

综合以上分析，患者为少阳阳明合病。

我们在分析这段的时候，大家都看出来特别简单明了，有少阳气滞，有阳明里实热加腑实证。熟悉伤寒经方的同仁们，一眼就能看出是大柴胡汤脉证。

于是拟方：大柴胡汤加合欢皮、首乌藤，5 剂。

合欢皮、首乌藤均为安神之剂，针对失眠的症状而设。

像这种阳明里实热导致的失眠，实热一泻，多数患者就不会那么烦躁，就能够入睡。对于这样子的病例，我们还是较有把握的。

于是嘱托患者："药后当腹泻，泻后就不会那么烦躁了。"

二诊：2020 年 6 月 17 日。

"主任，一点效果都没有，还是只能睡一个小时，还吃两颗安定！"患者一进门毫不客气地讲，一点好脸色都没有！

"我觉得我妈妈有好一点，看她没那么大发脾气了。"她女儿小心翼翼地补充道！

"哪里好了，我是忍着的！"她盯了女儿一眼。女儿瞬间又缩了回去。

脉诊：**双关尺弦细而滑。与一诊脉象相比，数有力脉消退，徒增细脉。**

依"实热：洪大滑数热，指下有力实"病机判断原则，数有力脉消退，实热病机已部分清泄。

依"血虚：细小血中虚"病机判断原则，患者出现细脉，属血虚病机。

再依"少阴病：表虚寒者，虚浮少阴"六经判断原则，患者出现血虚病机，为少阴病里血虚证。

从二诊脉象看，患者阳明里热得到清泄，但阳明里热病机还存在，徒增少阴病。目前主要是少阴阳明合病。

但二诊与一诊反差较大，虚象特别明显，为了进一步明确，我们再细看微观脉象。

微观脉象：右寸下肺脉晕浮起，肺脉晕外形瘦小，按之脉软；左寸下心脉晕浮起，心脉晕外形瘦小，搏动滑利而无力，心尖区、心前区有灼热指感；左关上部尺侧缘有胃脉晕，右关肝脉晕饱满，按之脉气上举有力，久候有灼热指感；双尺肠脉晕形大沉下而脉气上举有力，久候有灼热指感。

依"瘦小塌陷无力虚"微观病机判断原则，患者出现心肺外形瘦小、脉软无力，属虚性病机。

再依"少阴病：表虚寒者，虚浮少阴"六经判断原则，患者出现虚性病机，为少阴病。

依"热性灼热"微观病机判断原则，患者出现心前区灼热指感、双关双尺灼热指感，均属热性病机。

再依"阳明病：里实里热，实大阳明"六经判断原则，患者出现热性病机，为阳明病。

综合微观、宏观脉象，少阴阳明合病无误。

少阴阳明合病虚烦不眠者，经方可选用竹皮大丸。

拟方：竹皮大丸（汤），5 剂。

虽然开完药方，我进一步思考：一诊本来滑数有力的阳明病脉，用大柴胡汤后，为什么二诊时出现虚象，反差这么大？是不是大柴胡汤过于苦寒，清泄太过？还是阳明病之下，本来蕴藏着太阴病，因为剥离了阳明病的外表，而显露出来？

从微观脉象心肺外形瘦小、脉软无力的脉象来看，她的本质应该就有虚象，因为患者本身服药后也没有大量的腹泻、大汗等可能导致虚脱的症状，不可能一下子变得很虚。因此我们认定太阴病本来就是潜在的病机之一。

思考分析后，心愈笃定！正所谓："知之愈明，则行之愈笃！"

三诊：2020 年 6 月 22 日。

"主任，轻松了许多，能入睡 3 个多小时了！脸也没那么热了，手足心汗少了！"患者今天的情绪明显较佳。她女儿也明显放松了许多，不再那么紧张！看来一家人的情绪是会传染的，这句话一点都没错！

后续，继续以太阴阳明合病方向调治月余而愈！

## 回顾病案

更年期综合征在中医临床中非常多见，很多患者的表现都像焦虑症和抑郁症，故经常服用大量的抗抑郁药及安定药，但很大一部分患者并没有达到预期目标。中医在这方面体现出更大的疗效优势，深受广大患者欢迎！

本案患者是一个非常典型的更年期综合征患者。患者表现出严重的焦虑不安及失眠症状，虽然已经足量用了安定药，仍然无法正常入睡。无法正常入睡带来一系列不适症状，使身体状况陷入恶性循环。所以我们主要抓住症状群的主要矛盾——失眠症，只要患者能够入睡，其他症状会一并缓解。本案一诊、二诊、三诊主要也是盯住睡眠的质量问题，到三诊时患者能入睡 3 小时，身体大多数不适症状迎刃而解。患者进入良性循环，1个月后得以治愈！

回顾本案的治疗过程，一诊时，患者凸显出非常明显的阳明里热病证。虽然夹杂少阳病，但仍然以阳明病为主要病机。患者脉象滑数有力，症状上出现相应的手足心潮热、脸上潮热、身体潮热等特征，甚至有明显的口干、口苦、烦躁等里热症状。这样的病情不辨自明，用大柴胡汤甚是合拍！

然而，这么一个典型的症状脉象，让所有人一看都非常有把握的脉症特征，复诊时却并没有出现想象中的神奇疗效。

那问题出在哪里呢？二诊的宏观脉象出现细脉，让患者暴露出太阴病的端倪。通过微观脉象进一步确认，确实有太阴里虚的特征脉象。虽然一诊为少阳阳明合病，均为实证，二诊时却从实证转变为虚证。

虚实在一诊之间快速转换，我们也曾经怀疑诊断的正确性。但是竹皮大丸让患者很快能够入睡，逆转了病情，同时也证实了诊断的正确性。

患者治愈后，我们进一步思考。

患者出现手足心热、脸部潮热、身体潮热，这不是阴虚火旺病机的症状吗？手足心热，即五心潮热。脸部潮热亦会出现双颧骨嫣红，身体潮热汗出，均属阴虚里热（虚热）的症状。

所以我们进一步认定，阴虚里热（虚热）病机，为太阴阳明合病。

阴虚里热（虚热）病机微观脉象诊断口诀："瘦小塌陷无力虚，指下灼热热。"

综合宏观、微观脉象，阴虚里热（虚热）病机诊断口诀："虚热：细小虚弱虚，疾数无力热。瘦小塌陷无力虚，指下灼热热。"

# 案二十　气滞弦有力，紧绷隆起成弦滞

　　经方脉法的医案中，前面已经探讨过宏观脉法的气滞病机诊断口诀："气滞：气滞弦有力。"这种弦有力脉在宏观脉法中的脉象特征明了，掌握起来并不困难。那气滞的病机是不是很容易确定？虽易亦难！

　　易在何处？弦有力脉指下清晰，心中亦明。

　　难在何处？虽知弦脉，但弦脉兼合不同脉象却有不同含义。如：弦紧实寒，弦滑痰饮。差别仅仅在兼脉之中。这难题如何破解？且看微观脉法！

　　微观脉法如何定义气滞病机呢？关于这个问题我们思考良久。后面我们根据微观脉法的特征，从取象比类入手，认为气滞病机有局部气机郁滞，滞而不通，必然亦出现类似弦脉形象的脉晕。假若如此，那是否在脏腑的脉晕当中，出现紧绷的隆起？会不会有大的形态弦滞脉象，也有小的形态弦滞脉象呢？它们是否也表达气滞的病机呢？

　　带着这样的假设，我们一步步在临床实践中验证！

　　看看下面这个患者，出现典型的微观脉象气滞病机脉象！

## 病案举例

　　笔者曾治带状疱疹后遗神经痛案例。初诊：2018 年 7 月 2 日。

　　患者曾某，女，54 岁，以"右胁肋疼痛 1 年半"为主诉就诊。这位曾姐是朋友的婆婆，自从一年半以前患带状疱疹以后，就一直后遗右胁肋疼痛。疼痛时比较激烈，影响到睡眠。曾姐自觉皮损已经好转很久，所有的检查又没有问题。各种药服了三四个月也不见好转，于是直接放弃！

　　后面，她一直不愿意再就医。这次能来我们诊所，是因为她儿媳妇在我们诊所看到一个跟她同样患有带状疱疹后遗神经痛的患者被治愈。她被震撼了！回家各种说服，曾姐才终于来了！可谓历经周折啊！我们来看看她怎么说。

　　"右肋骨边疼痛像刀刮、火烧一样。已经一年多了，晚上根本睡不着觉！折腾一年多了！"她的话一出，我相信了她儿媳的话！

"你都不能睡了，还能这么久不来看病呀？"

"之前有看呢，好不了！我儿媳妇说你能看这个病。"

"会口苦咽干吗？便秘吗？烦躁吗？"

"这些都不会，就是睡不着觉！偶尔会头晕！"

"平时血压高吗？"

"我平时也不高，也不低，但我很久没测了。"

"主任，血压 135/75mmHg，HR：68 次 / 分！"护士测量后回话。

"你这是带状疱疹后遗神经痛！老人家带状疱疹后很常见的后遗症。是可以治愈的，不用太紧张。"我解释道。

"但是我看那么久都好不了啊。是不是我例外好不了了？"

"你平常这样聊天的时候不会痛吧，是晚上痛得厉害吗？"我力挽狂澜，挽回话题。

"是的！"

**脉诊。**

宏观脉象：右关稍浮而弦细无力，左关尺沉细小无力。

微观脉象：右关下可及肝脉晕，形瘦而稍浮起，表面紧绷而隆起成弦。按之脉气上举无力。久候有轻热指感。左关下可及脾胃脉晕，脾胃脉晕形瘦小，按之脉气下沉。左尺可及肠脉晕，形瘦下沉，左关尺久候均有冰冷指感。

## 经方脉法思路分析本案

先分析宏观脉象。

宏观脉象：右关稍浮而弦细无力，左关尺沉细小无力。

依据"半表半里：稍浮病半表"病位判断原则，患者出现右关稍浮脉，病在半表半里。

依据"气滞：气滞弦有力"病机判断原则，患者出现弦细无力脉，不是有力的脉象，不属于实性气滞病机，则属于虚性气滞病机。

再依据"厥阴病：上热下寒，虚弦厥阴"六经判断原则，患者病位在半表半里，又出现虚性气滞病机，为厥阴病。

依据"血虚：细小血中虚"及"气虚：虚软无力气"病机判断原则，

患者出现细无力脉，则属于气血亏虚性病机。

再依据"太阴病：里虚里寒，虚弱太阴"六经判断原则，患者出现气血亏虚性病机，为太阴病气血亏虚证。

综合以上分析，患者为厥阴太阴合病，即厥阴病气滞合太阴病气血亏虚证。

宏观脉象如此，微观脉象如何呢？我们再来分析一下！

微观脉象：右关下可及肝脉晕，形瘦而稍浮起，表面紧绷而隆起成弦。按之脉气上举无力。久候有轻热指感。左关下可及脾胃脉晕，脾胃脉晕形瘦小，按之脉气下沉。左尺可及肠脉晕，形瘦下沉，左关尺久候均有冰冷指感。

我们注意到右关脉，出现了跟弦脉形象类似的"紧绷而隆起成弦"脉象。

依据"气滞：气滞弦有力"病机判断原则，患者出现弦细类似形象的"紧绷而隆起成弦"脉，应属于气滞病机。

依据"瘦小塌陷无力虚"病机判断原则，患者出现肝脉晕形瘦，按之脉气无力，应属于虚性病机。

依据"热性灼热"病机判断原则，患者出现右关久候轻热指感，属于热性病机。

分析至此，我们很清楚，从微观脉象也看到，中焦既有气滞、血虚，也有阳热的现象。

我们进一步来看左关尺脉象。

左关尺之脾胃脉晕、肠脉晕均出现外形瘦小，亦属虚性病机。

同时，左关尺均出现久候冰冷指感。

依据"寒性冰冷"病机判断原则，患者左关尺均出现久候冰冷指感脉，属于寒性病机。

从微观脉象更加清晰地看到，半表半里之寒热夹杂，上热下寒之病机，是很明确的厥阴病。同时，从微观脉象也看到，下寒比较明显。

综合宏观、微观脉象，判断患者为厥阴太阴合病，即厥阴病气滞合太阴病气血亏虚证，下寒较为明显。

依据常用经方，对于厥阴病气滞证可选用柴胡桂枝干姜汤，而太阴病气血亏虚证可选用当归芍药散。下寒比较明显者，酌加肉桂、小茴香。

于是拟方：柴胡桂枝干姜汤合当归芍药散加肉桂、小茴香，5剂。

**二诊：** 2018 年 7 月 7 日。

"医生，痛还是一样的，烧得要死。这两天倒是能入睡！感谢主任！"患者一进门就迫不及待地讲着。

"我觉得我婆婆有好一点，我看她这两天睡得比较好，应该没那么痛！"患者儿媳妇关切地说。

"那可能晚上比较没那么痛吧！"我们觉得患者应该是有所减轻，但她减轻的程度不太令人满意。

**脉诊。**

宏观脉象：右关稍浮而弦细，左关尺沉细。与一诊脉象相比，无力脉消失。

微观脉象：右关下可及肝脉晕，形瘦而稍浮起，表面紧绷而隆起成弦，久候有轻热指感。左关下可及脾胃脉晕，脾胃脉晕形瘦小，按之脉气下沉。左尺可及肠脉晕，形瘦下沉。与一诊脉象相比，左关尺冰冷指感脉消失。

我们分析一下。

依据"气虚：虚软无力气"病机判断原则，患者二诊无力脉消失，说明气虚病机好转。

依据"寒性冰冷"病机判断原则，患者左关尺冰冷指感脉消失，说明寒性病机好转或消失。

从二诊的脉象分析表明，不但是太阴的气虚，厥阴的下寒病机也有好转。但是患者年龄 50 岁，疼痛一年半。考虑到冰冻三尺非一日之寒，继续温之。

于是拟方：柴胡桂枝干姜汤合当归芍药散加肉桂、附子汤，5 剂。去小茴香，易附子。附子为温燥之品，且具散寒止痛之功，于症更合。

**三诊：** 2018 年 7 月 12 日。

"医生，这次好很多了，没那么痛了。感谢主任，感谢主任！"患者眉开眼笑，口口声声感谢我。

脉象如同二诊，考虑到疗效好，守方继进 7 剂。

**四诊：** 2018 年 7 月 17 日。

"医生，这次没什么效果，好像比上次更痛了一点，昨夜又没睡！"患者今天的表情明显焦虑。是的，患者的表情就是疗效的风向标，看脸知疗效。

不应该呀，上次不是疗效挺好的吗？怎么又改变了？我心中不免犯嘀咕。

**脉诊。**

宏观脉象：右关稍浮而弦有力，左关尺稍沉。与二三诊脉象相比，脉象变得有力。

微观脉象：右关下可及肝脉晕，形瘦而稍浮起，表面紧绷而隆起成弦，有明显灼热指感。左关下可及脾胃脉晕，左尺可及肠脉晕，稍沉。与二三诊脉象相比，胃肠脉晕形瘦小恢复正常，脉晕仍然稍沉。

依据"气滞：气滞弦有力"病机判断原则，患者出现稍浮而弦有力脉，应属于实性气滞病机。

依据"瘦小塌陷无力虚"病机判断原则，患者微观脉胃肠脉晕形瘦小恢复正常，不再亏虚。

再看稍浮之脉。

依据"半表半里：稍浮病半表"病位判断原则，患者出现右关稍浮而弦有力，病仍然在半表半里。

再依据"少阳病：上热气滞，实弦少阳"六经判断原则，患者病位在半表半里，又出现实性气滞病机，转为少阳病。

但分析四诊的宏观脉象，患者从阴证转为阳证？从厥阴太阴合病转为少阳病。

为什么呢？

是不是之前的温补太过？或者患者的体内阳气上升，体力恢复？但总之，从阴证转为阳证是病向愈的标志之一。虽然第三诊症状没有改善，但总体正气在恢复，病情是向好的。

既是少阳病，小柴胡汤可用。即拟方：小柴胡汤加延胡索，5 剂。加延胡索以止痛。

**五诊：2018 年 7 月 22 日。**

"主任，效果出奇，基本上不痛了！感谢主任！终于快好了。"患者如约而至，异常兴奋地表述着。

本案例后续从少阳证方向调治 2 周后痊愈。

### 回顾病案

本案例为带状疱疹后遗神经痛案例，在中医门诊也算多见。这种后遗症大多发生于老年人，疼痛特别剧烈。目前的西医药手段疗效有限，病情特别顽固，多数患者求助中医。

本案患者的右胁肋疼痛也是带状疱疹后遗神经痛，患者在皮损完全消失以后仍然疼痛了一年多，这种疼痛外观不见皮损，肝胆 B 超亦未发现异常，必须有明确的局部带状疱疹病史才能下诊断。当然了，相关性的疾病必须排除。

回顾本案治疗过程，一诊、二诊均为厥阴病为主的厥阴太阴合病，以柴胡桂枝干姜汤为主的治疗过程也颇为顺利。患半表半里之病的患者多有明确的气滞病机，展现出相应的气滞病机脉象。在宏观脉象展现出"气滞弦有力"特征的同时，微观脉象则展现出"紧绷隆起成弦滞"的特征。这两者有明显的对应关系。

我们总结并完善了宏观、微观脉象气滞病机诊断口诀："气滞：气滞弦有力，紧绷隆起成弦滞。"

当然，若半表半里病位于里，则既有阳性的少阳病气滞，也有阴性的厥阴病气滞病机。当在三诊之前于厥阴病时总结了这个口诀时，我们依然有怀疑，它是否同时适用于少阳病。

不料，这个患者在治疗过程中，四诊时病情产生反转，竟然从厥阴病转变为少阳病。脉象当中，依然显著地体现出"紧绷隆起成弦滞"特征，只是同时增加了"明显灼热指感"的热性、阳性脉象特征。

至此，我们心中明了，"气滞：气滞弦有力，紧绷隆起成弦滞"适用于所有的气滞病机的脉象诊断。

## 案二十一　紧绷隆起成弦滞，亦见微观弦边脉

在运用微观脉法时，我常常会碰到一些非常细小的弦脉，它们可以出现于脉管的中间，也可以出现在脉管的边缘，且更多地在脉管的边缘出现。许跃远恩师给其命名为"弦边脉"。许老师认为，"弦边脉"一出现，必然伴随着疼痛症状。作为传承弟子的我，历经数以万计的临床案例，也再次验证了弦边脉与疼痛症状的相关性。

但"弦边脉"除了与疼痛的临床症状有相关性，它背后还隐藏着怎样的病机呢？它与气滞寒凝是否有相关性？众多的临床实践表明，"弦边脉"具备紧绷有力特征的，属于气滞病机。在微观脉象当中，这依然符合气滞病机诊断口诀："气滞：气滞弦有力，紧绷隆起成弦滞。"

让我们来看看以下案例，一则关于"弦边脉"属于气滞病机的特征案例。

### 病案举例

笔者曾治疗浅表性胃炎导致的上腹痛案例。初诊：2018 年 8 月 19 日。

患者王某，男，37 岁，以"上腹胀满疼痛 2 月余"为主诉就诊。

王某自称啤酒大王，我曾经跟他对饮过，他真的在一顿饭之间喝下一箱啤酒，作为医生的我真的很难相信，如果从毫升来算，那一箱啤酒该有多少呀！他怎么有那么大的胃能容纳下去？而且他深有心得，认为啤酒必须喝冰镇的才够味，才有灵魂，才豪爽！

当初我跟他喝酒时，我只敢喝常温的。而且，我在跟他喝酒时，很是汗颜，那两瓶在他面前根本不值一提。以他的话说，你那三两瓶啤酒只够漱口而已，你们当医生的就是会养生！我一听他这样说，只能笑呵呵的。

这回还好是胃先出毛病，而不是肝！

"兄弟，我这个胃痛得不得了了，赶紧从广东回来找你！你这个大医生可要赶紧给我治好呀。"我一听，心想他准是喝坏的。

"你又喝冰啤酒了吧？"我一针见血地问道。

"也没喝多。那天还是老样子，就喝一箱。没想到当天晚上又吐又拉的。该不会是因为喝酒吧？应该是吃海鲜了，那个海鲜不新鲜吧，酒天天喝都不会这样。"他矢口否认是喝酒导致的。

"你最近去广东，怎么没在广东先看一下？就回来了？"我很疑惑，普通的胃炎，不是随便吃点成药就好了吗？怎么说已经两个多月了。

"有！当天晚上就去急诊了！差点要老命！不吐不拉了，但是胃老是胀！你看，我还吃了西沙必利。吃完好一点，过后马上又胀！"他连声抱怨，唉声叹气！

"你吃药这段时间有喝酒吗？"我觉得这位仁兄不会遵医嘱的。

"没有，没有！就喝了一点点！"

"还每天喝冰镇啤酒？"

"那总要应酬呗！现在不敢乱喝了，昨天晚上就 7 瓶！"听他的意思，这已经是少喝了。

"就 7 瓶！你这还嫌少啊，能倒好多人的！你戒酒吧，不戒我也没办法！"我放下朋友间的客气，板起了脸，非常严肃地说。

"戒，戒，戒！听你的！先给我开药呗！"他回答得很爽快。我回头看着他老婆，她再回头，狠狠地瞪了他一眼，这一眼看出了爱恨交加。

"你要妻管严一点！不然准喝坏！"我转身对着他老婆补充嘱咐道。

"让他喝！慢慢喝！"他老婆阴阳怪气地说。

"好了好了，真不喝了！听老婆的话！"患者哄着他老婆，他老婆马上和悦了许多。

**脉诊。**

宏观脉象：左关浮弦而无力。

微观脉象：左关可及胃脉晕，胃体鼓起。按之柔软无力，其间可及"颗粒样"脉晕，切下胃脉晕内空虚无物。左关尺侧缘可及紧绷隆起的"弦边脉"。

## 经方脉法思路分析本案

先分析宏观脉象。

宏观脉象：左关浮弦而无力。

依据"表证：浮脉病在表"的病位判断原则，患者出现左关浮脉，病位在表。

依据"气滞：气滞弦有力"及"弦滑携痰饮"的病机判断原则，患者出现弦而无力脉，并非有力脉象，故不属于实性气滞病机。同时，未见明显滑脉，因此应解释为痰饮病机。病在表而伴气滞病机较为少见，应综合考虑为痰饮病机。

依据"气虚：虚软无力气"的病机判断原则，患者出现无力脉，属于气虚病机。

再依据"太阳病：表实表虚，实浮太阳"的六经判断原则，患者病位在表，可判定为太阳病。

再依据"太阴病：里虚里寒，虚弱太阴"的六经判断原则，患者出现气虚性病机，可判定为太阴病气虚证。

综合以上分析，患者为太阳太阴合病夹饮。

再分析微观脉象。

微观脉象显示，左关可及胃脉晕，胃体鼓起，按之柔软无力，其间可及"颗粒样"脉晕，切下胃脉晕内空虚无物。左关尺侧缘可及紧绷隆起的"弦边脉"。

依据"虚：虚性不足，虚性软陷。虚性沉衰，虚弱无力"的病机判断原则，患者出现胃脉晕柔软无力，其内空虚无物，属于虚性病机，亦为太阴病之里虚证。

其中，"颗粒样"脉晕为血瘀积滞局部的特征脉象，可理解为瘀血病机。

综合微观、宏观脉象，患者诊断为太阳太阴合病夹饮夹瘀证。

依据六经常用经方，上述病机可选用五苓散，亦可选用桂枝茯苓丸。二者区别在于，五苓散证偏向水饮，弦脉应明显；而桂枝茯苓丸证偏向夹瘀，涩脉应明显。

本案患者弦脉明显而无明显涩脉，且瘀血诊断来自微观病机，虽然存在太阳太阴合病夹饮夹瘀证，但太阳病象不明显，主要病机为太阴夹饮。因此，选用五苓散针对水饮，对于瘀血则加用失笑散。

拟方：五苓散合失笑散（汤），5剂。

**二诊**：2018年8月24日。

"我的大医生啊，你赶紧再帮我仔细瞧一瞧！还是胀得很厉害，痛倒是好转一点！都吃不下饭了！三四天都没吃一点点，快成仙了！"患者一进门就抱怨不断，显然疗效不显。作为医生，疗效不佳时，患者往往直接表达不满。

**脉诊。**

宏观脉象：左关浮弦而无力，与初诊脉象相似。

微观脉象：左关可及胃脉晕，胃体鼓起，按之柔软无力，"颗粒样"脉晕明显减少，胃脉晕内仍空虚无物。左关尺侧缘紧绷隆起的"弦边脉"依旧存在，但"颗粒样"脉晕有所减少。

重新分析脉象，发现基础病机（太阴里虚）无误，但"弦边脉"的形象特征更符合气滞病机。因此，将"胃体鼓起"脉晕解释为气滞导致的胃胀症状脉象更为合理。

基于上述分析，患者病机为太阴病里虚、气滞夹瘀。选用厚朴生姜半夏甘草人参汤，对于瘀血问题，暂不加失笑散，以观察疗效。

拟方：厚朴生姜半夏甘草人参汤，5 剂。

**三诊：2018 年 8 月 29 日。**

"兄弟，可以喝酒了。"患者显得信心满满，但仍需节制。

"不胀痛了吗？"

"喝一箱有问题，喝半箱没问题了。"

"你还是保命要紧，别贪杯。自我感觉恢复得怎么样了？"

"还差二三分吧，但已经好得七八成了。这次你是真下了功夫。"

"我一直都很用心，只是你喝得太多了，恢复需要时间。真的不能这样喝了。"

"那改成半箱吧，总可以吧。"关于喝酒，他总是讨价还价。

**脉诊。**

宏观脉象：左关稍弦而无力，浮脉消失，弦脉减轻。

微观脉象：左关可及胃脉晕，按之柔软无力，"颗粒样"脉晕少，胃脉晕内空虚无物。左关尺侧缘紧绷隆起的"弦边脉"范围变小。与二诊相比，胃体鼓起脉晕消失，"弦边脉"范围也变小。

依据"气滞"病机判断原则，患者"弦边脉"范围变小，说明气滞病机好转，但"颗粒样"脉晕依旧，瘀血未消。

综合三诊，太阴病里虚、气滞夹瘀的病机未变，厚朴生姜半夏甘草人参汤仍适用，此时应加失笑散以化瘀。

拟方：厚朴生姜半夏甘草人参汤加重厚朴并加失笑散（汤），5 剂。

后记：

药后第 4 天，患者邀请喝酒，自信满满地表示已恢复。

## 回顾病案

本案例为浅表性胃炎导致的上腹痛案例，在中医门诊中颇为常见。尽管此类病例看似平平无奇，但为何在此分享？原因在于宏观脉象中的弦脉，其含义纷繁复杂，临床分析时极易陷入误区。

弦脉：除了我们熟知的口诀"气滞：气滞弦有力""实寒：弦紧大实寒""痰湿水饮：弦滑携痰饮"外，它还与肝胆病、少阳病、疟疾等多种疾病相关。因此，临床分析弦脉时尤为困难。

微观脉象在此扮演着至关重要的角色。以本案为例，弦脉既未兼合有力脉，也未兼合滑脉，判断时易显模糊。此时，微观脉象便发挥了指引性作用。

本案二诊时，对一诊弦脉的解读出现偏差，误判为痰饮所致。而二诊通过微观脉象——左关尺侧缘紧绷隆起的"弦边脉"，发现其形态与气滞病机口诀"气滞：气滞弦有力。紧绷隆起成弦滞"相吻合，尽管脉象仅显于"边脉"，但形象高度相似。于是，我们果断判断其为气滞病机，并处方厚朴生姜半夏甘草人参汤以试探疗效。三诊结果证实了二诊分析的正确性。

由此，我们得出结论：无论弦脉范围大小，只要符合"气滞：气滞弦有力。紧绷隆起成弦滞"的特征，原则上均可判定为气滞病机。

# 案二十二　涩脉主瘀血，颗粒粗糙主瘀血

瘀血是基础十二病机中不可或缺的一部分。在宏观脉法中，我们已对此进行过探讨，并总结出瘀血病机的口诀："*血瘀：涩脉主瘀血。*"这一口诀在无数宏观脉法病案中得到了验证。

然而，当前的问题是：微观脉法中的瘀血病机呈现出怎样的脉晕？它与宏观脉法有何异同？

针对此问题，我们进行了深入思考。首先，我们认为瘀血的宏观脉法主要特征是涩脉，其表现为"脉来艰涩，如轻刀刮竹"。这种艰涩感源于脉管壁滑利度的下降，而滑利度下降的原因则是脉管壁粗糙或干涩。显然，粗糙是导致滑利度下降、脉行艰涩的直接原因。

基于上述分析，我们推断粗糙的血管壁是涩脉的主要特征。那么，在微观脉象中，若同样出现粗糙、凹凸不平或颗粒样的表面，是否也应视为瘀血病机的一种提示呢？

带着这一假设，我们进行了临床实践。接下来，请看以下病例：

## 病案举例

笔者曾治疗一例闭经 2 年的患者。初诊时间为 2018 年 7 月 9 日。

患者出某，女，21 岁。以"闭经 2 年余"为主诉前来就诊。

该患者是一名大一学生，自高二起月经便出现紊乱，曾到我处调理，但因学业繁重未能持续。如今，两年多过去，患者自高三起至外地求学，月经一直未至。

患者母亲初时以为学业压力大导致月经暂停，高考后自会恢复，不料高考结束并已上大学一年，月经仍未来潮。母女二人开始焦急，急忙前往当地三甲医院就诊。服用黄体酮（孕酮，下同）后月经来潮，但停药即止。且一年内体重增加了 20 多斤，身材走样让患者异常焦虑。假期时，听闻同学在我处治疗闭经成功，母女二人便再次找到我。

"主任，您还记得我吗？前两年我带女儿来找您治过月经问题。"患者

母亲一进门便热情地打招呼。面对熟悉的面孔，我一时却想不起具体是谁。毕竟，每天面对众多患者，久未联系自然容易淡忘，更何况我还有些"脸盲"。

"哦，很面熟，但一下子想不起来了。不过我记得您来过。"我如实回答。

"您看，当初我带这个姑娘来，高二时月经乱得很，找您调理过。当时效果挺好的，可惜高三她实在太忙了。"她拉着一个胖姑娘的手介绍道。我也隐约觉得面熟，小姑娘礼貌地点头微笑，显得十分可爱懂事。

"医生叔叔好！"姑娘礼貌地问候。

"小姑娘好！"我回应道。

"叔叔！我这一年内胖了20多斤，您是不是认不出我来了？好多高三的同学才一年多没见就认不出我了！"姑娘说着，显得有些伤心和无奈。

"你现在的体重刚刚好，之前太瘦了。现在皮肤比以前光亮许多。"我尽量用好听的话安慰她，毕竟女生最怕别人说胖。

"嗯，皮肤是比以前好多了，以前还长痘痘呢！"她瞬间开心起来。

"你月经多久没来了？你妈妈说超过两年了，那高三就不来了吗？"我询问病情。

"高三上学期就不来了，已经两年多了。但那时候吃过医院开的黄体酮，来过几次月经。停药就又不来了。前两个月吃黄体酮都没来，反而又胖了好多斤，好恐怖。"她边说边做出恐怖的表情。

"现在体重多少？身高多少？"我继续询问。

"体重155斤，身高161cm。"小姑娘回答完还吐了吐舌头。

"有做过什么检查吗？"

"有，这是B超单，这是性激素检查报告。"她从包里拿出几份检查单。

"你的子宫偏小，有多囊卵巢综合征。一个切面有18个小卵泡，情况比较严重，难怪月经不来。而且雄激素也偏高，明显是高雄激素血症。"我分析道。

"那怎么办？会不会好？会影响身体吗？"她的声音明显急促起来。

"不排卵，内分泌失调。喝开水都胖。不来月经。怀不了孕！有的体毛偏多，甚至长胡子。"我简单扼要地讲述着病情。

"叔叔，我真是长胡子了。我这是怎么了呀？不怀孕我倒不急，但不能再胖，能不能先给我减肥？"她眼神非常着急，口气中带着乞求。

"别着急。多囊卵巢综合征好了，体重会跟着控制下来的。"

"嗯嗯，我一定配合治疗！"

**脉诊：双关弦而滑数有力，双尺大而有力。**

## 经方脉法思路分析本案

**脉诊：双关弦而滑数有力，双尺大而有力。**

依据"气滞：气滞弦有力"病机判断原则，患者出现弦而有力脉，属于实性气滞病机。

依据"实热：洪大滑数热，指下有力实"病机判断原则，患者出现滑数大有力脉，属于实热病机。

再依据"阳明病：里实里热，实大阳明""少阳病：上热气滞，实弦少阳"六经判断原则，患者的实性气滞病机为少阳病，实热病机为阳明病。

综合以上分析，患者为少阳阳明合病。

依据经方常用方剂，选大柴胡汤。

拟方：大柴胡汤，7 剂。

并嘱患者药后腹泻为正常现象。

**二诊：2018 年 7 月 16 日。**

"叔叔好，吃那个药后大便 1 天 1 次，没有拉肚子！但肚子总是咕咕叫，月经还没来。"小姑娘礼貌且简要地汇报着病情。

脉象：与一诊相同，同样药方续进 7 剂。

**三诊：2018 年 7 月 23 日。**

**脉诊：双关弦而滑数，双尺大。与二诊相比，有力脉消失。**

依据"实热：洪大滑数热，指下有力实"病机判断原则，患者有力脉消失，属于实热病机好转的现象。

病机大方向未变，续进大柴胡汤 7 剂。

**四诊：2018 年 7 月 30 日。**

"叔叔，这六七天肚子拉得很厉害，一天三四次，而且还肚子痛！月经还没来！"

**脉诊：双关稍弦，双尺稍大。与三诊相比，滑数脉消失。**

依据"实热：洪大滑数热，指下有力实"病机判断原则，患者滑数脉消失，是实热病机已然消失。四诊的病机产生大的变化，实热已不存在，阳明病机已愈。双关仍稍弦，少阳病机仍然存在。

病情病机进入一个转折点！详细察看微观脉象。

微观脉象：左尺下桡侧缘可及直肠脉晕，其内有少量"泥团样"燥屎脉晕，久候有灼热感。双尺中部可及子宫形态，偏小，卵巢脉晕呈"蜂巢样"异常，显"粗糙颗粒样"异常脉晕。

依据"实热：洪大滑数热，指下有力实。形大饱满有力实，指下灼热热"病机判断原则，患者有"泥团样"燥屎脉晕，久候有灼热感，属于实热病机仍然存在的现象。

虽然宏观脉象已经不表现为实热，但微观脉象显示细节之处仍有实热病机，说明阳明实热病机得清，但并未彻底。

微观脉象见卵巢脉晕有"粗糙颗粒样"异常脉晕，提示瘀血病机。

于是我们判定：微观脉象主要提示阳明夹瘀病机。

综合宏观、微观脉象，四诊病机为少阳阳明合病夹瘀病机。

少阳病可用小柴胡汤，阳明夹瘀病机则首选下瘀血汤。

拟方：小柴胡汤合下瘀血汤，7 剂。

**五诊：2018 年 8 月 7 日。**

"叔叔好，这六七天拉肚子拉得厉害，一天四五次，全是黑色的大便，肚子也痛！月经还没来，但有要来的感觉！我称了体重，瘦了 8 斤！太开心了！医生叔叔，你好厉害！"小姑娘信心满满。

**脉诊。**

宏观脉象：双关稍弦，双尺稍大。与四诊相比，脉象没有明显改变。

微观脉象：双尺部久候有轻灼热感。可及子宫形态，偏小，卵巢脉晕呈"蜂巢样"异常，有小片"粗糙颗粒样"异常脉晕。与四诊相比，直肠脉晕及"泥团样"燥屎脉晕消失，"粗糙颗粒样"异常脉晕范围变小，灼热感减轻。

依据"实热：洪大滑数热，指下有力实。形大饱满有力实，指下灼热热"病机判断原则，患者直肠脉晕及"泥团样"燥屎脉晕消失，灼热感减轻，属于实热病机已得到进一步清泄。

"粗糙颗粒样"异常脉晕范围变小，说明瘀血病机已经缓解。卵巢脉晕"蜂巢样"异常脉晕范围变小，也说明多囊卵巢病理脉象已经好转。

综合五诊脉象分析，病情进一步好转，少阳阳明夹瘀病机仍然存在，可以守方减大黄量加牛膝、红花，进一步化瘀通经。

拟方：小柴胡汤合下瘀血汤减大黄加牛膝、红花，7 剂。

**六诊：2018 年 8 月 14 日。**

"叔叔，您太厉害了，昨天来月经了，体重总共减少了 15 斤！太开心了！"小姑娘满脸洋溢着幸福的笑容！

## 回顾病案

本案例为多囊卵巢综合征导致的闭经案例。多囊卵巢综合征在临床中非常多见，闭经和月经紊乱是其主要表现之一。当然，肥胖、多体毛、高雄激素血症也属常见症状。

本案例患者以闭经 2 年余为主诉就诊，伴有明显肥胖及多体毛体征。虽然曾服用过激素，但时间较短，肥胖尚不算特别严重。然而，多囊卵巢综合征依然是疑难杂症，治疗过程注定不会轻松简单。本患者历经六诊一个多月才取得明显疗效，后续又调治了两三个月，才将月经调至相对规则状态。

回顾本案治疗过程。一诊诊得明显少阳阳明脉象。柴胡剂清泄至第四诊，患者共服用 21 剂药，阳明里热的脉象才得到缓和改变。这种两年多的闭经竟然伴有如此严重的阳明里实热证。久病竟然并非虚证。在此，若仅凭感觉与经验辨证，定会出差错。

五诊时，我们对双尺卵巢脉晕出现的"粗糙颗粒样"异常脉晕进行了分析，认为其形成机制与涩脉相似。我们坚定判定其为瘀血，并使用了下瘀血汤。患者在服药后泻出了大量黑色便，随后闭经两年的月经再次来潮。

当然，本案患者还意外收获了减肥效果，体重在一个多月内减轻了 15 斤，让她异常兴奋。

为了将这宝贵的经验总结下来，我们编写了以下口诀："颗粒粗糙主瘀血。"并将其与之前的宏观脉法瘀血病机口诀融合，形成："涩脉主瘀血，颗粒粗糙主瘀血。"这个口诀涵盖了宏观与微观的所有瘀血病机的特征脉象，在寸口脉三部九候中普遍适用。特别是心脑血管病，大家应多加关注，以便能及时发现病因病机，阻止或最大可能减少心脑血管意外并发症。大家在临床上可以反复验证。

# 案二十三　隐性冠心病，心脉瘀血阻

我们在讨论案二十二时，曾提到瘀血病机广泛存在于心脑疾病中，成为心脑疾病的主要杀手。隐性冠心病在这一方面表现得淋漓尽致。但许多临床医生对隐性冠心病的治疗并不重视，导致隐性冠心病发生心脏猝死的概率大幅增加。

究其原因有二：其一，隐性冠心病又称无症状性冠心病，即患者没有胸闷、胸痛、气促、心悸等冠心病相关症状，但平静时或运动后心电图有心肌缺血表现。其二，多数医生认为既然无症状，就可以不予干预，仅观察即可。

中医更提倡"治未病"。未病先防，并非无病而需治疗，而是在明确有病因潜伏于体内，但尚未造成严重后果或明显症状时给予干预治疗，以达到未病先治、预防重大疾病及严重后果的功效。

那么，"治未病"如何发现潜在病机呢？经方脉法中的微观脉法便是最佳方法之一。我们特意从众多案例中精选了两则隐性冠心病案例，作为抛砖引玉之用，希望大家观后有所收获。

## 病案举例

笔者曾治疗一隐性冠心病案例。初诊：2019 年 1 月 12 日。

患者张某，男，41 岁，无明确主诉，仅因好奇中医脉诊而来。这种无明确主诉却来脉诊看病的情况，大家可能都会感到好奇。既然无明确主诉，即无任何症状，那患者为何而来？

是的，经方脉法的门诊常接待此类患者，说他们是患者，或许不严谨，但他们都带着好奇心来找中医把脉，体检身体有无问题。本患者也不例外。

因其夫人在 1 周前找我把脉，发现了子宫肌瘤，而去年体检时并未发现，他特意带夫人去复查，结果确实存在子宫肌瘤。震惊之余，他带着夫人复诊的同时，也请我为他把脉，戏称为请"平安脉"。

"我们每年单位都组织体检，我们俩身上都没问题！上周一，我爱人陪她朋友来找您把脉，顺便也请您把了脉。您当时脱口而出，有子宫肌瘤。我们不信，特意带她去医院复查，发现真的有一个子宫肌瘤，1.8cm×1.5cm。这可比 B 超还准啊！不简单！世上真有如此神奇的把脉技术……"看得出来，患者异常兴奋，滔滔不绝。

他口中的把脉神技，在我们门诊几乎每天上演，医护人员早已习以为常，没有过多惊讶或激动的表现。护士甚至微微一笑，觉得这没什么可大惊小怪的。

我也不再多言，只是感谢大家的信任，并示意他伸出手来让我把脉。

**脉诊。**

宏观脉象：平脉。

微观脉象：左寸下可及心脉晕，心脉晕心尖部可及"粗糙颗粒样"异常脉晕。

我迅速分析脉象。

宏观脉象：平脉，显示气血阴阳平衡，主健康。

但微观脉象显示并非平脉。

依据"血瘀：涩脉主瘀血，颗粒粗糙主瘀血"的病机判断原则，患者出现"粗糙颗粒样"异常脉晕，属于实性血瘀病机。且位于心尖部，说明是冠心病导致的心肌缺血。

分析至此，我认为患者应有胸闷、胸痛、气促、心悸等冠心病心肌缺血的表现。但当我告知患者及家属时，他们却非常认真地听着，并询问症状。当我告知他们应有的症状时，患者夫妇对视一眼，认真回忆后，非常肯定地表示没有这些症状。

"主任，我近段时间，以及近 1 年来都没有什么症状，您说的胸闷、胸痛、心悸、气促都没有。要不，我再去检查一遍，再过来可以吗？"他既认真又小心翼翼地问道。

"当然可以。你可以做一个 24 小时动态心电图，同时做一个平板运动试验。"

"那需要挂心血管科吗？"

"可以挂心血管科，因为平板运动试验只有心血管科有。"我非常认真地回复。

患者夫妇心情沉重地离开了门诊。

**二诊：2019 年 1 月 18 日。**

第 6 天一大早，两夫妇面带笑容地出现在我的门诊候诊厅。轮到他就诊时，他拿出了三家医院的心电图、心脏彩超检查及相关报告单。这些报告单均来自知名的附属医院及军区总院（均为三甲医院）。令人惊奇的是，所有报告单均显示心脏没有问题。这下让我有些为难。

"主任，这几家医院的检查结果都一致，提示我心脏没问题。医院的专家说别听中医胡说乱讲！我又没症状，检查也没问题！您把脉会不会出差错了？"患者表情轻松，讲话语气仍充满尊重。

"凡事没有百分百，医院仪器也会出错，何况我徒手诊断。"我毫不避讳地说着。

"那是，那是！但我们没有质疑您的意思，只是觉得我要是真的没病，那是万幸！"他回答时有些尴尬，但仍能看出尊重的口气。

我再次给他把脉。

宏观脉象：平脉，和一诊脉象如出一辙。

微观脉象：左寸下可及心脉晕，心脉晕心尖部可及"粗糙颗粒样"异常脉晕，和一诊脉象完全相同。

脉象既出，我坚信他应该是隐性冠心病。但隐性冠心病虽可无症状，心电图却必须表现出缺血。西医学遵从循证医学，没有缺血的证据，不能轻易下此诊断！

于是，我对患者嘱咐道：

"虽然检查没有发现明显异常，但从脉象上看，你的心肌有缺血现象。虽然你目前没有症状，但也不可麻痹大意。中医和西医是有区别的。"我还是郑重其事地吩咐道。

"那我先观察观察，有问题再找您复诊。"

后续，患者离开门诊，不知所终。繁重的诊务让我慢慢淡忘了此事。

约 1 个月后的 1 个周末的休息时间，微信突然收到患者夫人发来的多条信息。不祥的预感让我迅速打开浏览，传来她老公不幸猝死的噩耗！我瞬间惊呆了，既在意料之中，又在意料之外！叹息的同时，又觉心痛，又觉惋惜。

从此，我把心脉晕中心尖"粗糙颗粒样"异常脉晕的形象牢牢地烙印在脑海里。

日常繁重的诊务日复一日，似乎无暇停下来过多思考。但这个心脉晕心尖"粗糙颗粒样"异常脉晕，却时不时在我脑海中重现。我不时自问，假如当时开了活血药，患者是不是不至于猝死？自责的同时又常常安慰自己，人各有命，医生可治病，不可治命！

隐性冠心病案例二。

**初诊**：约 2019 年 3 月 19 日。

突然有一天，一个老人走进门诊，那种神态，让人无法形容地联想到某些事！

**脉诊**。

宏观脉象：平脉。

微观脉象：左寸下可及心脉晕，心脉晕心尖部可及"粗糙颗粒样"异常脉晕。

似曾相识的脉象！我在大脑里迅速搜索、比对。对！对！就是他！那种能让人猝死的脉象！

我惊呆了，迅速问老人："你会胸闷吗？心悸吗？走路会喘吗？"

"不会，我身体好着呢，还会跑步。刚刚上你这楼梯也不喘！"老人精神矍铄，非常自信地回答。

"老人家，您这是冠心病，虽然没症状，但叫隐性冠心病！得吃药，您要相信我！"我坚定而严肃地说。

"相信，相信！我一家人老小都找您看病，您说啥是啥！没问题，我吃药！"老人家爽快地答应了。

快速拟方：下瘀血汤加丹参、红花，7 剂！

老人取药，打完招呼，离开门诊。细心的护士留下了她女儿的联系方式。

我们加了微信，并告知她女儿的病情，让她不要让老人独居，跟儿女住在一起，有问题马上送医院。她女儿是我的粉丝，一听，惊恐万分，当天回去看望了老人，看到老人一切正常，又放心地回来了。

我们再次通过文字发微信给她闺女，详细讲述病情，必须小心翼翼。她女儿在回复中表示感谢，同时表达担忧和疑惑，觉得爸爸好好的。

日子一天天平静地过去，这位老人的案例也慢慢被我淡忘了。

**二诊**：2019 年 4 月 3 日。

和往常一样，我繁忙地处理着日常诊务。突然，电话声急促响起，特别刺耳。我接起电话，那头患者女儿带着哭腔说，她爸爸晕倒了，不知道怎么办。我迅速告诉她，赶紧打 120，急送医院的胸痛中心急诊。

直到中午，我才收到她女儿的回电："冠脉造影结果显示冠状动脉左旋支狭窄 85%！置入两个支架，才捡回来一条命！谢谢您，谢谢您！"患者女儿带着哭腔，千恩万谢。

## 回顾病案

本篇精选了两个 2019 年的隐性冠心病案例。这两个病例，一个不幸猝死，一个在万险之中捡回一条命。在筛选病例时，我们极不愿挑选这个猝死案例。但再次回顾案例的时候，再次直面病情的时候，内心总觉得遗憾。但为了后来者不再重蹈覆辙，我们还是勇敢地将其分享出来。无论如何，生命才是最宝贵的，所谓救人一命胜造七级浮屠。

隐性冠心病案例一的患者，年轻且无任何症状，历经 3 家大型医院检查，也未发现心肌缺血表现，但在中医的微观脉法观察下，却呈现出心脉晕心尖部"粗糙颗粒样"异常脉晕。西医无恙，中医有证。遗憾的是，21 世纪的今天，大家更看重客观的理化证据，而这位患者却付出了生命的代价。

然而，心脉晕心尖部"粗糙颗粒样"异常脉晕，永远烙印在我的脑海里。我将这个特征性脉晕与隐性冠心病和猝死紧密联系在一起。

当你非常认真地感循并彻底掌握了一种异常脉晕以后，你再也无法忘却。同样的脉晕出现的时候，你能快速想起，并能迅速做出正确判断，它将成为你诊断时的有力依据。

隐性冠心病案例二的患者，同样没有任何症状。幸运的是，患者及家属是我的粉丝，对我特别信任。当我发现同样的脉象时，内心非常担忧，说服他服药。幸运的是，他也遵医嘱吃了药，虽然只有 5 天，但或许就是这 5 天的药，让他在万险之中捡回了一条命。

回顾这两个案例时，我心中不免充满心酸和遗憾。希望它们能抛砖引玉，给后学者带来帮助和警示。

# 案二十四　肺炎咳嗽，黏胶属痰

　　我们再次来讨论痰湿水饮的病机脉象。之前讨论宏观脉法时，定下了痰湿水饮脉象的诊断口诀："弦滑携痰饮，软濡黏水湿。"但这个口诀主要适用于宏观脉法。那么，它的微观脉象又有怎样的特征呢？

　　我们先来分析痰湿水饮形成的宏观脉象的机制。如果有痰饮、食积，且因体内津液水液过剩，充斥于脉管内，使得脉内血液因津多而血行滑利。脉内津液过度浸润、渗透于血管壁，血管壁因津液饱满滋润而滑利度变高，从而形成滑脉。同时，由于血管壁储存大量津液，血管壁变得稍厚而沉重，血管轴向两边拉紧，紧张度逐渐提高，进而形成弦滑脉。

　　从以上分析可以看出，弦滑脉主要是由于体内的津液水液过剩、直接浸泡于血管壁所导致的脉象。基于这个原理，当大量津液水液过剩并浸泡于局部器官时，局部器官的微观脉晕是否会体现出"水滑"或"黏腻"的指感呢？

　　带着这样的问题，我们进一步在临床实践中进行验证。

　　这是我们精选的案例，看看大家观后是否有同感。

## 病案举例

　　笔者曾治疗一例支原体肺炎咳嗽患者。初诊：2019 年 3 月 6 日。

　　患者吴某，男，11 岁，因"反复咳嗽、咳痰、发热两周"来诊。闽南地区的 3 月仍属寒冷交替季节，天气忽寒忽冷，偶尔阴雨连绵，早晚温差较大。很多人因不及时增添衣物而受凉感冒。

　　本患儿也正是因在当天早上送去学校，晚上接回时气温突然下降，不慎着凉后出现咳嗽、发热。自行用药 1 天未见好转，第二天送往医院就诊。双肺 CT 扫描显示双下肺炎症，支原体检测阳性。诊断为支原体肺炎，但患者家属拒绝住院，选择带药回家服用。

　　两周来，患者反复咳嗽、咳痰、发热，体温波动在 37.5℃～38.5℃，经人介绍，带往我处求诊。

"已经咳嗽两周多了，每天下午到晚上会有低热，昨天晚上 38.2℃。看他跑步会喘，精神也不好，都不吃饭，这两天瘦了不少。"患者妈妈代诉，满脸心疼与担忧。

"做过的 CT 单和化验单拿过来看一下！"

"体温 37.3℃，血氧饱和度 97%，心率 102 次 / 分。"护士简明扼要地汇报。

"你这是大叶性肺炎，这么大片，病因属支原体没错！这血常规是昨天的，昨天的白细胞还是 $16 \times 10^9$/L。痰都没咳出来吗？"我一边讲述病情，一边问诊。

"他好像很少咳痰，可能咳不出来！痰有点黄，很黏！"患儿妈妈补充道。

"多喝水，先吃中药，精神好，血氧饱和度也好，不必紧张！"我嘱咐道。

**脉诊：双寸浮细，双关尺稍浮而弦细有力。**

## 经方脉法思路分析本案

**脉诊：双寸浮细，双关尺稍浮而弦细有力。**

先分析寸脉：

依据"表证：浮脉病在表"的病位判断原则，患者出现双寸浮脉，病位在表。

依据"血虚：细小血中虚"的病机判断原则，患者出现细脉，属于血虚病机。浮细脉则表明血虚处于表层，为营血亏虚之病机，属表虚之证。

再依据"太阳病：表实表虚，实浮太阳"的六经判断原则，患者的表虚证属太阳表虚证。

再分析关尺脉象。

依据"半表半里：稍浮病半表"的病位判断原则，患者出现稍浮脉，病位在半表半里。

依据"气滞：气滞弦有力"的病机判断原则，患者出现弦而有力脉，属于实性气滞病机。

再依据"少阳病：上热气滞，实弦少阳"的六经判断原则，患者病位在半表半里的实性气滞病机为少阳病。

综合以上分析，患者为太阳少阳合病，即太阳表虚证合少阳病。

依据经方常用方剂，选用柴胡桂枝汤。针对咳嗽症状，加入枇杷叶、浙贝母、僵蚕。

拟方：柴胡桂枝汤加枇杷叶、浙贝、僵蚕，3剂。

**二诊：2019年3月9日。**

"主任，发热是没再发了，但咳嗽好像更加厉害了！今天去做了一个血常规，白细胞从$16×10^9$/L降到$11×10^9$/L。看这个血常规又好像有好转！"患者妈妈既心急又满脸疑惑。

"血常规好转说明炎症已经消退，整体病情都在好转，咳嗽是排痰的保护现象，要让他咳痰！"

"那都这样咳，不会有事吗？"她又担忧起来。

"指标好转就不用担忧！如果一直上升，那当然要小心！"

"哦，哦，我相信您！"患者的信任很重要，但客观指标才是定心丸。

我在思考：不再发热，说明病情已经好转，但咳嗽加重，可能病机已发生改变，需详细查看微观脉诊，看是否有新的发现。

**脉诊。**

宏观脉象：双寸浮，右寸浮长，关尺部稍沉细无力。与一诊脉象相比，细脉消失，代之为长脉，而关尺变为沉细无力脉。

微观脉象：右寸下肺脉晕浮起，肺脉晕内有"树叶片样"脉晕，其内有"黏胶样"异常脉晕。

先分析宏观脉象。

依据"表证：浮脉病在表"的病位判断原则，患者出现双寸浮脉，病位在表。

依据"实：实性有余，实性旺盛。积滞亢进，实大刚硬"的病性判断原则，患者出现长脉，属有余亢进特征，为表实之证。

再依据"太阳病：表实表虚，实浮太阳"的六经判断原则，患者的表实证，属太阳病表实证。

再分析关尺脉象。

依据"气虚：虚软无力气""血虚：细小血中虚"的病性判断原则，患者出现沉细无力脉，属气血亏虚证。

再依据"太阴病：里虚里寒，虚弱太阴"的六经判断原则，患者的气血亏虚证，属太阴病里虚证。

综合宏观脉法分析，患者为太阳表实太阴里虚合病。

我们再来分析微观脉象。

微观脉象：右寸下肺脉晕浮起，肺脉晕内有"树叶片样"脉晕，其内还有"黏胶样"异常脉晕。

这属于大叶性肺炎的疾病脉象。值得关注的是，同时发现其内有"黏胶样"异常脉晕。这个脉晕很可能是肺内的痰液反映，如果是，那么它必然与痰饮病机相关，这种病机与患者明显咳嗽咳痰的症状相吻合。

于是，我们综合宏观与微观脉象，判定患者为太阳太阴合病夹有饮邪的病机。

符合上述病机的经方可选用射干麻黄汤。虽然冯老传授射干麻黄汤时，将其归类为太阳阳明太阴合病方，但本案并未见明显的阳明病机。然而，射干麻黄汤证仍以太阳太阴合病为主要病机，阳明病处于次要地位。因此，我们坚定地选用了射干麻黄汤。

拟方：射干麻黄汤，3 剂。

**三诊**：2019 年 3 月 12 日。

"主任，不咳了，也不发热了，就剩一点点咳嗽！要不再给他开两天药巩固一下？"患儿妈妈一进门诊，开心地说。

**脉诊。**

宏观脉象：双寸脉已平，关尺部稍沉细无力。与二诊脉象相比，脉象已平稳。

微观脉象：右寸下肺脉晕仍浮起，但其内"黏胶样"异常脉晕已减少。与二诊脉象相比，"树叶片样"脉晕已消失，"黏胶样"异常脉晕也已变少。

看来我们之前分析的痰饮病机无误，不仅肺内的"黏胶样"异常脉晕已减少，而且代表肺部炎症的"树叶片样"脉晕也已消失，说明肺炎已愈。

嘱患者继续服药 3 剂后复查双肺 CT 及血常规。

2019 年 3 月 15 日，回访患者家属得知：双肺 CT 扫描显示肺炎分泌物已吸收，血常规也已恢复正常，宣告痊愈！

## 回顾病案

本案例为支原体感染引起的大叶性肺炎咳嗽案例。

通常，小叶性肺炎可在门诊治疗，但大叶性肺炎往往符合住院标准。然而，这位患者却拒绝了住院，选择了中医治疗。

我无法确定古代有多少大叶性肺炎病例，但可以确定的是，在古代没有西医的情况下，大叶性肺炎患者肯定会选择中医治疗。

从这个案例，我们有理由相信，古代也常用几剂射干麻黄汤等方剂，治愈大叶性肺炎于无形之中。

在当今社会，中医治疗大叶性肺炎的机会反而减少了，尤其是纯中医治疗。因为更多人倾向于选择住院接受西医治疗。因此，本案例更显珍贵。

回顾患儿一诊时，出现太阳少阳合病，柴胡桂枝汤应用得当，三剂药下去热退身凉，连血常规中的白细胞从 $16 \times 10^9/L$ 降至基本正常，这证明柴胡桂枝汤在西医学理论的标准下也能消除炎症。

但咳嗽依然严重。若按西医思路，既然此汤能消炎，继续用理应能好。但中医不这么想，脉象变了，症状变了，病机肯定也随之变化。

二诊时，我们果断选用射干麻黄汤。双肺CT扫描显示，短短6天内，肺炎竟已消失，这疗效并不逊色于住院静滴治疗。中医的功效由此可见一斑！

其中，这得益于我们精准的辨证论治。一诊时，有柴胡桂枝汤证的脉象，便用柴胡桂枝汤，热退身凉；二诊时，出现射干麻黄汤证的脉象，便用射干麻黄汤，咳嗽停止，症状平息。

我们在二诊时转用射干麻黄汤，最主要的依据是微观脉象中的"黏胶样"异常脉晕，它帮助我们判断痰饮病机，并最终选用射干麻黄汤，取得了显著疗效。

为了能够快速诊断肺部痰饮病机，我们编写了"黏胶属痰"的诊断口诀。这个口诀在后续的射干麻黄汤脉证、《千金》苇茎汤脉证、三子养亲汤脉证等辨证中都发挥了重要作用，大家可以在实践中进一步感知和完善它。

# 案二十五  胸腔积液，水滑属饮

痰饮病机在宏观脉象的口诀为"弦滑携痰饮"。弦滑脉象既包括了痰邪，也包括了饮邪，换言之，痰饮在脉象上往往难以明确区分。但在临床实践中，我们仍需对其进行区分。这样的任务自然落到了微观脉象的肩上。

所谓"积水成饮，饮凝成痰"，则较稠浊者称为痰，清稀者称为饮。饮邪的质感应清稀如水。联想到之前探讨的痰邪病机口诀"黏胶属痰"，我们取象比类，认为饮邪的指下质感应为"水滑"才对。带着这样的假设，我们在临床中一一进行了验证。

下面的临床案例，将进一步揭示饮邪的脉象特征。

## 病案举例

笔者曾治疗一例肺炎咳喘患者。初诊：2019年4月7日。

患者谢某，男，73岁，以"反复咳嗽、咳喘、发热3周"为主诉来诊。

他是某位朋友的老父亲。虽然73岁并不算高龄，但当他走进门诊时，已显得非常苍老。皱纹爬满了脸，眼神浑浊，步履蹒跚。更让人心疼的是，他几乎掉光了牙齿，更显老态。

我之前并未见过他父亲，便询问患者的女儿："你爸最近才这么显老，还是一直都这样？"她一时竟也回答不上来。

她只是说最近看他咳得厉害，走路又喘，觉得精神很差，便带他来我这里就诊。

"你看我爸，就爬你这一层楼梯，他就喘成这样。平时爬到三层楼都不喘的。这两个星期不知道怎么了。"患者的女儿述说道。

"我看他精神不是很好，有没有发热？能吃下饭吗？"

"对，我也觉得他近日精神很差，整天昏昏沉沉的，像要睡觉一样。"

"血氧饱和度92%，心率122次/分，体温37.8℃，血压118/72mmHg。"

谈话间，护士报上了血氧饱和度等监测数据。我随即为他把脉以了解病情。

把脉后，我的初步诊断为大叶性肺炎并发胸腔积液，且伴有心衰。我心中一惊，老人大叶性肺炎并发心衰，情况不容乐观，且血氧饱和度这么低，已符合住院标准。

"你爸爸这肺炎很严重，根据脉象，可能有胸腔积液和心衰。而且血氧饱和度这么低，最好住院，否则会有危险！"都是朋友，但讲到病情必须严肃认真。我异常严肃，一字一顿地跟她说，并交代他马上住院。

"不用住院，不用住院，没那么麻烦，你先开药给我吃。你这老中医药到病除，我相信您！"老先生终于开口了。或许怕给儿女添麻烦，或是真觉得病情不重，他一再拒绝住院。

"老伯，您这病应该拖了好几天了，前面发热了好几天吧？前面没吃药，后面就加重了！"

"快1个月了，前面发热了一个星期多。就是伤风感冒，没啥事。"

"不能说没事，年龄大了，扛不住这种重病。况且您这不是普通感冒，是肺炎了，血氧饱和度这么低，我真怕您扛不住。住院吧，医院至少有氧气，吸氧会好点。"我劝说道。

"没事没事，不用那么麻烦，你开中药给我吃就好！我这身体自己清楚！"这老头还挺固执的。

"我先开中药，让他先回去吃。但你要让他去检查，如果不是很严重可以不住院，但他这血氧饱和度已经符合住院标准了，最好住院！"我回头对患者女儿嘱咐道。

**脉诊。**

宏观脉象：脉数，双寸浮，右寸浮长，右寸中部浮甚于右寸前部。关尺部稍沉细无力。

微观脉象：右寸下肺脉晕浮起，肺脉晕内双肺下野有大片"树叶样"异常肺脉晕。支气管纹理脉晕内有"黏胶样"异常脉晕。右肺下肺角消失，且见大片"水滑样"异常脉晕。心搏稍快且无力。

## 经方脉法思路分析本案

先分析宏观脉象。

宏观脉象：脉数，双寸浮，右寸浮长，右寸中浮甚。关下部稍沉细无力。

依据"表证：浮脉病在表"病位判断原则，患者出现双寸浮脉，右寸浮长，病位在表。

依据"实：实性有余，实性旺盛。积滞亢进，实大刚硬"病性判断原则，患者出现数脉，右寸浮长，为实性有余特征。结合浮脉，为表实病机，实证。

再依据"太阳病：表实表虚，实浮太阳"六经判断原则，患者表实证属太阳病表实证。

再分析关尺脉象：

依据"里证：沉脉病入里"病位判断原则，患者关下部稍沉，病位入里。

依据"虚：虚性不足，虚性软陷。虚性沉衰，虚弱无力"病机判断原则，患者沉细无力脉，为虚性病机。结合沉脉属里原则，为里虚证。

再依据"太阴病：里虚里寒，虚弱太阴"六经判断原则，患者里虚证病机为太阴病。

此外，患者数脉明显。

依据"实热：洪大滑数热，指下有力实"及"阳明病：里实里热，实大阳明"病性及六经判断原则，患者出现数脉，为实热病机，属阳明病实热证。

综合以上分析，患者为太阳少阴阳明合病。

进一步分析微观脉象。

右寸下肺脉晕浮起，肺脉晕内双肺下野有大片"树叶样"异常肺脉晕。支气管纹理脉晕内有"黏胶样"异常脉晕。右肺下肺角消失，且见大片"水滑样"异常脉晕。心搏稍快而无神，按之无力。

综合微观、宏观脉象判断，患者为太阳少阴阳明合病夹痰证。

依据经方，可选射干麻黄汤，但通常射干麻黄汤针对太阳少阴合病，阳明病为次，为太阳少阴阳明合病，且都属于较重的范围，且夹痰邪，需加强化痰清里之力，可选用麻杏石甘汤合射干麻黄汤。

拟方：射干麻黄汤合麻杏石甘汤，3剂。

并嘱患者及家属，立即去医院检查，必要时住院。

**二诊**：2019 年 4 月 9 日。

"陈医生，我爸吃了您的药当天下午就退热了，他觉得神清气爽，不想去住院。昨天又吃了一天药，今天咳喘也好些了，精神也好了。我硬拉着他去医院，医生说大叶性肺炎有变化，有胸腔积液，并发心衰，要住 ICU！怎么办？我爸坚决不住，要回去吃中药！"患者女儿非常担忧。

"医院都建议住 ICU 了，那肯定得住。别冒险，听医生的。"我坚决地说。

"但我爸说吃您中药已经好很多了，医院是吓唬人。"

"别听你爸的，听医生的。医院有氧气和心电监护，住院安全。"

"好，我明白了，我让他住院。您再开些药，让他住院时也能吃。"

好不容易让患者住院了，尽管他说吃中药有好转，但符合住院标准，应以安全为重。

我们让患者继续带着原处方 5 天的药住院服用。

**三诊**：2019 年 4 月 15 日。

"陈医生，我爸已经从 ICU 转出来了，医生说至少要住 10 天，现在才 5 天。您的中药功不可没！谢谢您。我要怎么才能让您再开中药？拍舌头照片吗？他现在在普通病房，不能出来。"

听到这个消息，我很开心。但我也清楚，在 ICU 用了大量西药甚至激素，虽然同时用了中药，但疗效归属确实难以明确。我始终倡导纯中医疗法，以彰显中医的独特魅力。

舌苔照已拍。看起来苔厚腻且黄，舌质淡白。

从舌苔照片分析，厚腻且黄的苔符合痰湿病机表现，而黄苔则与热性病机相符。舌质淡白，说明体质虚弱，里虚存在。这与一诊、二诊所分析的病机相差无几。较为明显的厚腻且黄的苔，表明痰湿依然较重。

于原处方加僵蚕、蝉蜕以化顽痰。

拟方：射干麻黄汤合麻杏石甘汤加僵蚕、蝉蜕，共 5 剂。

**四诊**：2019 年 4 月 19 日。

今日门诊，一位瘦弱的身影映入眼帘，正是朋友的父亲，那位曾住 ICU 的严重肺炎患者。不对，他理应还在住院，怎会来此？不是说至少还需 1 周吗？

当他颤颤巍巍步入门诊，确认无疑是他，几日不见，更显消瘦。ICU

确非久留之地，但能出院已是万幸，祝福他。

"老伯，您还在医院吗？怎么一个人来了？"我忙让他坐下，关切询问。

"哦，是姑娘送过来的，下面找不到停车位，让我先上来。"他气若游丝地回答。

"您女儿也真是，您这状态，怎能让您独自上来？"我的门诊在二楼，且无电梯，对刚从 ICU 出来的老人而言，爬楼实属不易。

"大伯，请喝水。"护士递上水。

"好的，好的，谢谢。"他即便辛苦也不忘道谢，良好的素养已深入骨髓。

我转入正题，为他把脉。

"大伯，您的肺炎尚未完全康复，胸腔积液仍在，心衰也明显。怎么没多住几天？或是请假出来的？"把脉后，我对他的病情有了大致了解，又关切地问。

"医院的 ICU 我觉得不管用，还是您的中药好。您看看这 CT，已经好转许多了。"他拿出出院小结和双肺 CT 扫描结果。

从 CT 扫描看，双肺下野仍散在少许炎症，右胸腔有少量积水。

**脉诊。**

宏观脉象：脉数，双寸浮，关下部稍沉细无力。与一诊相比，右寸长脉已消失。

微观脉象：右寸下肺脉晕浮起，肺脉晕内双肺下野见小片"树叶样"异常肺脉晕。支气管纹理脉晕内有"黏胶样"异常脉晕。右肺下肺角消失，且见小片"水滑样"异常脉晕。心搏稍快而无神，按之无力。与一诊相比，双肺下野"树叶样"异常肺脉晕范围缩小，右肺下肺"水滑样"异常脉晕范围亦减小，其余未变。

宏观脉象显示，长脉消失，实性病机好转。

微观脉象则表明，双肺下野"树叶样"异常肺脉晕范围变小。右肺下肺"水滑样"异常脉搏范围变小，都说明肺炎和胸腔积液有所减轻，但病机没有大的变化。

值得注意的是，右肺下的"水滑样"异常脉晕，在疾病脉象里边，属于胸腔积液，在中医眼中或可视为"水饮"，与"黏胶样"异常脉晕虽为同质但形态不同，正所谓"积水成饮，饮凝成痰"，此"水滑样"或为清晰之饮邪。若此诊断成立，应加强针对水饮的处方力量。

综上，患者为太阳少阴阳明合病、夹痰夹饮证。

针对明显阳明病夹痰饮的病情，可选《千金》苇茎汤。

拟方：射干麻黄汤合麻杏石甘汤合《千金》苇茎汤加僵蚕、蝉蜕，5剂。

此处方虽显复杂，但麻杏石甘汤与《千金》苇茎汤药物均少，无须裁剪。

我们再次叮嘱大伯，服药期间如有不适，应及时就医。大伯道谢后离去。

**五诊：2019年4月24日。**

"陈医生，我爸的肺炎已经好了，胸腔积液还有一点点！"患者女儿手持CT报告单，高兴地说。我们听后也感欣慰。出院后完全采用纯中药治疗，彰显了中医的疗效。

后续，患者继续服用四诊时的药物5天，自觉身体舒畅，无不适，不愿再复诊及复查CT。老人有时如孩童般固执，但只要他健康快乐，便随他意吧。

## 回顾病案

本案例又是一例大叶性肺炎咳喘案例，但与之前案例不同的是，患者伴有明显的胸腔积液和心衰，且为高龄患者。其病情较重，初诊时血氧饱和度仅为92%，通气功能明显下降，已符合住院标准。出于慎重，患者住院接受治疗。从住院前后的治疗过程看，对患者病情的总结具有重要意义。

回顾一诊和二诊，患者虽有明显痰邪，但使用射干麻黄汤后咳喘明显好转。因符合住院标准，我们仍建议患者住院。住院期间，患者继续服用以射干麻黄汤合麻杏石甘汤为主的中药方剂，其中麻杏石甘汤的杏仁亦有化痰平喘之效，增强了化痰功能。后续加入的僵蚕、蝉蜕亦旨在化痰。

四诊和五诊时，胸腔积液吸收情况不甚理想。考虑到肺脉晕中出现的"水滑样"异常脉晕，我们既视其为胸腔积液的脉象，也理解为"水饮"

病邪。基于这一思路，我们果断使用了《千金》苇茎汤。果然，5 天后胸腔积液顺利吸收。虽未再复查，但根据 CT 对比，确已吸收。

此案例说明，痰与饮邪在治疗上应区别对待，有的偏重于痰，有的偏重于饮。为便于后学掌握"水饮"邪的诊断，我们总结了口诀："水滑属饮。"并和痰邪的诊断口诀合在一起："黏胶属痰，水滑属饮。"以期为临床提供指导。这些诊断口诀如同过河之石，有了它们，我们便能稳步前行。

# 案二十六 黏胶属痰，水滑属饮，黏腻水湿

痰饮病机在宏观脉象口诀："弦滑携痰饮。"弦滑脉象既包括了痰邪，也包括了饮邪，实际上还包含水湿。这是宏观脉象的特征，也是其无奈之处，难以细分。然而，这正是微观脉法展现其独特价值的地方。

上述微观脉法总结了痰饮的口诀："黏胶属痰，水滑属饮。"但中医所指的痰饮范畴极为广泛，症状复杂多变。其中，"水湿"是痰湿水饮病机中常见的类型。

水湿病邪常导致周身关节疼痛等症状，具有特定的脉象。掌握此脉象特征后，便可发现患者出现相应的部分关节疼痛、关节僵硬、关节红肿等症状，且使用对症处方后，症状能得到有效缓解乃至痊愈。

接下来，让我们分析一个具体案例。

## 病案举例

笔者曾治疗一例类风湿关节炎导致的四肢关节疼痛案例。初诊：2019年9月9日。

患者出某，女，36岁。因"反复四肢关节游走疼痛10年"就诊。该患者来自一位粉丝的朋友圈，该朋友圈成员间无话不谈。其中一位提到，在做某些活动时手痛。随后，另一位朋友建议她尝试中医治疗，因长期注射抗炎、抗风湿药物未见好转，患者听后表示愿意一试，随即前来就诊。

原来，患者已忍受关节游走疼痛长达10年。对一位年轻女性而言，这无疑是漫长的煎熬。想当初她风华正茂，如今却每日受关节疼痛所困。

万般无奈之下，她前往某附属医院就诊，长期服用消炎止痛药，至今已10年。初见她时，面色蜡黄，身体瘦弱，神情萎靡，仿佛历经饥荒。

言归正传，患者主诉："痛，就一个字，痛。每天手上、肩上、脚跟、腰部都痛，晚上更厉害。这几个月，每月都打抗炎、抗风湿药（阿达木单抗注射液），虽稍有缓解，但人更没精神了，吃不下饭。你看我现在，体重都不到100斤了，身高166cm，衣服穿在身上都像挂在衣架上。"说着，

她不禁抽泣起来。长期病痛让她变得敏感脆弱，但作为医生，我们应给予足够的同情与关怀。

我检查后发现："你关节活动度还不错，总体没变形，也没明显僵硬，说明之前吃的药还是有一定效果的。"我试图安慰她。

"要是都变形了，我就不活了！"她情绪激动，眼泪像断线的珠子一样！

"别紧张，类风湿关节炎中医治疗效果很好。我们有很多成功的案例。"我列举真实案例为她打气，她逐渐平复情绪，重拾信心。

**脉诊。**

宏观脉象：双寸脉浮大而长，双关脉上浮大，关下及尺部稍沉细而居中位。

微观脉象：双寸中桡侧颈椎脉晕显现，双关上胸椎脉晕显现，脉气上举而浮。右寸下肺脉晕浮起，肺脉晕周边脉气如棉；左寸下心肺脉晕浮起，心脉晕周边脉气亦如棉。指下有"黏腻感"脉晕。

## 经方脉法思路分析本案

首先分析宏观脉象。

脉诊显示双寸脉浮大而长，双关脉上浮大，关下及尺部稍沉细而居中位。

根据"表证：浮脉病在表"病位判断原则，双寸浮脉表明病位在表。

根据"实：实性有余，实性旺盛。积滞亢进，实大刚硬"病性判断原则，浮大而长脉属实性有余，结合浮脉属表，为表实病机。

再依据"太阳病：表实表虚，实浮太阳"的六经判断原则，患者属太阳病表实证。

再分析关尺脉象。

关下及尺部稍沉细脉，根据"里证：沉脉病入里"病位判断原则，患者出现关下及尺部稍沉细脉，病位在里。

根据"虚：虚性不足，虚性软陷。虚性沉衰，虚弱无力"病机判断原则，沉细脉属虚性病机。

再依据"太阴病：里虚里寒，虚弱太阴"的六经判断原则，患者为里虚证病机，为太阴病。

综合以上宏观脉象分析，患者为太阳太阴合病。

再分析微观脉象。

患者颈椎、胸椎脉晕显现，提示为颈胸椎病变的疾病脉象。

特别的是，心肺脉晕周边脉气如棉，指下有"黏腻感"脉晕，这与痰湿水饮病机相符，我们认为这可能也是痰湿水饮病机的一种表现，因为指下"黏腻"特征与"湿邪重浊、湿邪黏滞"特征相符。因此，推断指下"黏腻感"脉晕为湿邪的脉象表现。

综合宏观与微观脉象判断，患者为太阳太阴合病夹湿证。

依据经方常用方剂，可选麻黄加术汤（适用于太阴虚及夹湿证）、小青龙汤（适用于夹寒性痰饮证）、葛根加半夏汤（适用于兼气逆病机）、旋覆花汤（适用于夹瘀证），具体选用哪个方剂需根据患者症状及体质进一步分析决定。

麻黄加术汤适用于太阴虚及夹湿证，小青龙汤则偏向于治疗夹寒性痰饮证，葛根加半夏汤多用于治疗兼有气逆病机的病证，旋覆花汤则偏向于夹瘀证的治疗。

综合上述经方特征分析，我认为麻黄加术汤更适用于本案。

拟方：麻黄加术汤，5 剂。

并嘱咐患者停用每月一次的抗炎、抗风湿药（阿达木单抗注射液）。

二诊：2019 年 9 月 14 日。

"主任，晚上疼痛有所减轻，但还是感觉浑身不舒服。"她的话语中透露出感激，我也深受感动。毕竟这是类风湿关节炎，5 剂中药能见效实属难得，这代表我们的辨证方向和用药方向都是正确的。

**脉诊。**

宏观脉象：双寸脉浮大，双关脉上浮大，关下及尺部稍沉细。与初诊脉象相比，寸长脉已消失。

微观脉象：双寸中桡侧颈椎脉晕显现，双关上胸椎脉晕显现。右寸下肺脉晕浮起，肺脉晕周边脉气如棉；左寸下心肺脉晕浮起，心脉晕周边脉气亦如棉。指下"黏腻感"脉晕有所减少。与初诊相比，左寸下心肺脉晕周边指下"黏腻感"脉晕减少。

依据"实性有余，实性旺盛。积滞亢进，实大刚硬"的病性判断原则，患者寸长脉消失，表明实性有余病机得到清泻，表证有所好转，但表实病机仍存。

心肺脉晕周边"黏腻感"脉晕减少，说明湿邪病机正在消退。

太阳太阴合病夹湿证病机未变，麻黄加术汤可继续使用。为加强祛风湿效果，加入羌活、桑枝；并增加虫类药以增强通络作用：蜈蚣、全蝎、乌梢蛇。

拟方：麻黄加术汤加羌活、桑枝、蜈蚣、全蝎、乌梢蛇，7剂。

**三诊：2019年9月21日。**

"主任，您太厉害了，这次疼痛缓解了好多。我怎么不早点认识您呢？这些年真是折腾。"患者开心地分享着她的感受，我也感到非常高兴，周围的患者也纷纷投来祝福的目光。

**脉诊。**

宏观脉象：双寸脉浮，双关脉上浮，关下及尺部稍沉。与二诊脉象相比，寸大脉和尺细脉均已消失。

微观脉象：双寸中桡侧颈椎脉晕显现，双关上胸椎脉晕显现。右寸下肺脉晕浮起，肺脉晕周边脉气如棉；左寸下心肺脉晕浮起，心脉晕周边脉气亦如棉。指下"黏腻感"脉晕进一步减少。与二诊相比，左寸下心肺脉晕周边指下"黏腻感"脉晕进一步减少。

三诊宏观脉象显示，表实的大脉明显消退，同时太阴里虚的细脉也有所好转。

三诊微观脉象则表明湿邪进一步清退。

综合分析，太阳太阴合病明显好转，湿邪明显减轻。守方7剂。

后续，患者持续服用该方3月余，诸症缓解平稳，情绪开朗，仿佛换了个人。

## 回顾病案

本案例为类风湿关节炎导致的四肢关节疼痛案例。类风湿关节炎是一种致残率极高的疑难杂症，其主要症状包括四肢关节游走疼痛、晨僵、关节变形及活动受限等。多数患者因无法忍受长期疼痛而长期服用非甾体消炎药、止痛药，但这又常导致胃肠道等损害，进一步降低生活质量。

本患者长期大量使用非甾体消炎止痛药及抗炎抗风湿药（阿达木单抗注射液），自觉疲惫乏力、食欲不振、精神萎靡。她曾说："感觉自己像把36岁的生活过成了63岁。"

　　回顾治疗过程，进展顺利。实际上，类风湿关节炎的治疗往往充满挑战，难得有如此顺利的案例。这个案例的成功也证明了只要我们抓住主要病机，就能取得良好的疗效。

　　在一诊时，我们就准确抓住了太阳太阴合病的主要病机。尽管宏观脉象未能明显体现湿邪，但微观脉象中的特殊脉晕——"黏腻感"脉晕为我们提供了重要线索。我们依据微观脉象成象原理及湿邪的病理特征，认定其为湿邪病机的特殊表现，并试用了麻黄加术汤。

　　一诊后，麻黄加术汤的使用反应良好，患者在停用阿达木单抗注射液的情况下，症状仍得到缓解。

　　二诊时，针对明显的湿邪表现，我们在麻黄加术汤的基础上增加了祛风化湿药及虫类药，以加强通络作用。这一经验来源于国医大师朱良春的著作，实践证明类风湿关节炎在六经辨证基础上增加虫药应用有助于缓解症状及改善相关指标。在此，我们感谢朱良春大师的宝贵经验。

　　回顾本案，我们将湿邪的脉象特征总结为口诀："黏腻水湿。"并将其与之前的宏观、微观脉象痰湿水饮病机诊断口诀合并，形成完整的诊断体系："痰湿水饮：弦滑携痰饮，软濡黏水湿。黏胶属痰，水滑属饮，黏腻水湿。"希望这一口诀能在临床实践中得到进一步验证和完善。

# 案二十七　心衰有心饮，心脉分阴阳

《素问·阴阳应象大论》中黄帝曰："阴阳者，天地之道也，万物之纲纪，变化之父母，生杀之本始，神明之府也，治病必求于本。"这句话对中医人来说耳熟能详。然而，阴阳究竟为何物？其深奥之处又常令人困惑。阴阳之理，既涵盖天地万物之大，又深入神明脏腑之微，无所不在，无所不能。

那么，人身脏腑之阴阳，是仅停留于理论层面的探讨，还是能切实指导临床辨证、提高疗效的实践指南呢？这正是我们需要深入探索的问题。

就这么一个疑问，一直在我脑海中挥之不去。直到有一天，我碰到一个病例，我才知道，原来脏腑不但可分阴阳，而且，此阴阳理论可以指导临床实践，并直接提高临床疗效！

这是一个怎样神奇的案例呢？为什么能够联想到这么宏观的阴阳理论呢？一般情况下，诸如阴阳这么宏大的概念，是很难直接指导临床实践的。

把阴阳落实到详细的辨证当中，是非常贴切的还是牵强附会的呢？让我们来看这个案例。

## 病案举例

笔者曾治心衰水肿咳嗽案例。初诊：2019 年 10 月 11 日。

患者阮某，男，73 岁，以"反复咳喘气促伴双下肢水肿 10 年"为主诉来诊。

这位患者年轻时职场应酬接待较多，他在短短十几年内体重飙升，直接把不足一米七的身高配上了 190 斤的体重。肚子大得如十月怀胎，腰间的裤子皮带常常挂不住，只能加两个吊带，以他自己的话戏称："腰缠万贯。"要是真腰缠万贯，那可是人人羡慕的好事，可惜一身肥肉无人羡慕。

我想当初老北京人常说："老爷肥狗胖丫头。"当初的老北京，除了老爷才可能家里有肥狗和胖丫头，其他人应该是长不胖的，那是物质缺乏的年代。

但现如今，没有唐风的审美，个个追求骨感美。一说这么胖，大家便嗤之以鼻。当然了，这种审美观也略带着健康观。如此胖的人，常常伴有三高，也常常心脏不堪重负。

本案患者长年累月有"三高"，心脏更是不堪重负。没走几步就气喘吁吁，爬一层楼梯都要站在平台上喘大气，一层楼要分两次爬，中间总要休息一阵才能上来。

我看他大腹便便，身材臃肿，脾气暴躁，再加满脸胡子拉碴，真如同黄煌老师笔下的大柴胡人。再细问他是否有便秘，他答："两天一行。"看来和里实热证大柴胡汤证真的很像。来听听他进一步述说。

"十几年前中风，好不容易捡回一条命，现在左腿走得不够利索，左手也比较麻木。但这十几年来，吃了很多药，还算平稳。"他一边气喘吁吁，一边间断讲述。

"会便秘，两天一次，用开塞露。口很干，每天喝好多水。小便也黄，前列腺不好，常常尿在裤子上。一有尿意，马上憋不住。这人老了，啥毛病都有。"患者略喘一口气，继续讲。

"最近最主要的是胸闷，会咳喘，会气促，但是没有痰。平常坐着还好，走路走不了一两百米！爬楼梯一层要分两次爬，平台必须休息一下。我刚才就休息了好一阵。这个是现在必须解决的问题！"他一口气讲完，几乎涵盖了他所有的主要症状。

"之前住院有带出院小结来吗？近期没住院，有做什么检查吗？"听他讲完，我继续补充问道。

"有，这是3次住院的出院小结。这是疾病证明，特殊病种。这些是近期生化及颅脑磁共振报告。这个是近段时间吃的药！"患者思维非常清晰，东西带得很齐，逻辑思维很好。3次中风没有影响他的智力及表达能力，此乃不幸中之万幸。

医生看这样的患者也较轻松，他表达能力强，逻辑思维好，提供的病情检查资料总是非常完整、准确。这样的患者几乎不需要你去引导他讲什么，只需要问些他没说完整的需要补充的东西。

"我看你三高控制得也可以，中风也没有很多严重影响生活的后遗症。这是幸运的。目前看起来主要是心衰，走路气喘，胸闷，咳嗽，还有两足踝的水肿，多是心衰的症状体征。心衰如果能纠正，这些症状会相应缓解。"

"是的，是的。不愧是老医生，一看就能切中要害。"老领导讲话讲究艺术，一听就是鼓励赞美的话。

**脉诊。**

宏观脉象：左寸弱，双关弦而滑数，双尺沉大。

微观脉象：左寸下心脉晕浮起，心形纤瘦，心搏缓慢而无力，左心室脉晕扁塌而按之无力，右心室脉晕稍饱满而实，搏动无神。左尺桡侧缘可及"团块样"宿便脉晕。右关下肝脉晕饱满，而肝表面紧绷、稍隆起而成弦。切下肝内质感稍韧、有灼热指感。

## 经方脉法思路分析本案

因关尺脉象特征明显，先分析关尺脉象。

宏观脉象：左寸弱，双关弦而滑数，双尺沉大。

微观脉象：左寸下心脉晕浮起，心形纤瘦，心搏缓慢而无力，左心室脉晕扁塌而按之无力，右心室脉晕稍饱满而实，搏动无神。左尺桡侧缘可及"团块样"宿便脉晕。右关下肝脉晕饱满，而肝表面紧绷、稍隆起而成弦。切下肝内质感稍韧、有灼热指感。

依据"里证：沉脉病入里。形沉病入里"病位判断原则，患者出现双尺沉脉，病位在里。

依据"实热：洪大滑数热，指下有力实。形大饱满有力实，指下灼热热"病性判断原则，患者宏观脉象出现滑数大脉，微观脉象出现肝脉晕饱满、灼热指感及"团块样"宿便脉晕，皆属于实热病机。结合沉脉属里，为里实热病机。

依据"气滞：气滞弦有力。紧绷隆起成弦滞"病机判断原则，患者宏观脉象出现弦滑数脉，滑数属实热，兼弦脉，属于实性气滞病机。宏观脉象出现紧绷隆起成弦滞亦属实性气滞病机。

再依据"少阳病：上热气滞，实弦少阳""阳明病：里实里热，实大阳明"六经判断原则，患者的实性气滞病机合里实热病机，属少阳阳明合病。

值得注意的是，患者有左寸弱及心脉晕形纤瘦、心搏缓慢而无力脉象特征。

依据"虚：虚性不足，虚性软陷。虚性沉衰，虚弱无力"病机判断原则，患者宏观脉象出现左寸弱脉，微观脉象出现纤瘦无力脉象，皆属虚性病机。

再依据"太阴病：里虚里寒，虚弱太阴"六经判断原则，为虚性病机，属太阴病。

综合微观与宏观脉法判断，患者为少阳阳明太阴合病证。

眼尖的同学或许已发现，本分析思路与前面的案例分析不完全相同。通常应先分析寸部脉，但为何此患者直接分析关尺部脉象？这涉及脉象分析的一个重要原则："独处藏奸。"

何谓"独处藏奸"？此词由张景岳提出，寓意深远。一个"独"字，要求在临床诊察时明察秋毫，善于发现"独"的迹象，辨析其本质。在脉象中，这个"独"字可理解为"独"立特征、特别显著特征的意思。我们将其引申到脉象处中来，就是说，在整体的脉象当中，最独特、最显著的特征，即主要病机所在。

本案最显著的特征是关尺脉"双关弦而滑数，双尺沉大"。此乃本脉之"独"处，也是当前阶段最主要的病机。因此，我们先分析主要病机，欲先解决之。

所以，患者虽为少阳阳明太阴合病证，但以少阳阳明合病为主，兼合太阴病为辅。

依据经方常用方剂，少阳阳明病可选用大柴胡汤，合太阴病者可选用枳术汤。我们此处选用了大柴胡汤，与初诊时的体质体征分析相吻合。

记得黄煌老师曾生动地将大柴胡汤证体质描绘为"张飞"形象，而经方脉法中的大柴胡汤证脉象亦滑数有力，若以"脉人"形象观之，亦如"张飞"，真乃"英雄所见略同，道虽殊而同归"。

拟方：大柴胡汤加枳术汤，5剂。

**二诊：2019年10月16日。**

"陈医生，吃了这个药有一定疗效，大便现在比以前好多了，每天都能解得出来。但喘和咳嗽还是一样，两个脚踝还是肿得比较明显。"患者讲话条理清晰，先肯定疗效，后提出问题。

**脉诊。**

宏观脉象：左寸弱，双关弦而滑，双尺沉。与一诊相比，数、大脉消失。

微观脉象：左寸下心脉晕浮起，心形纤瘦，心搏缓慢而无力，左心室

153

脉晕扁塌而按之无力，右心室脉晕稍饱满而实，搏动无神。右关下肝脉晕饱满，肝表面紧绷、稍隆起而成弦。与一诊相比，左尺桡侧缘"团块样"宿便脉晕消失，肝脉晕内灼热指感消失。

依据"实热：洪大滑数热，指下有力实。形大饱满有力实，指下灼热热"病性判断原则，患者宏观脉象数大脉消失，微观尺部"团块样"宿便脉晕及肝脉晕内灼热指感消失，显示实热病机已得到有效清泄，阳明里实热病机明显好转。

如此一来，主要矛盾转移。现寸脉成为"独处藏奸"之"独"。

我们进一步分析：

二诊心脉未见明显改变，仍属太阴病里虚证。一诊时针对太阴病（合阳明病）使用了枳术汤，但二诊脉象显示枳术汤并未显著改善太阴病理状态。是药不对证，还是整体处方中其作用被掩盖？

从心脉晕来看，太阴病诊断无误，但需细分气血阴阳之虚，如果精准辨证方证，应该细分。它属于气血阴阳之哪一方面虚呢？

我们再回头看心脉晕。

"左寸下心脉晕浮起，心形纤瘦无力，左心室脉晕扁塌而按之无力，右心室脉晕稍饱满而实，搏动无神。"

假如从整体心脉晕"心形纤瘦，心搏缓慢而无力"的表现来看，归属于虚证，大方向没错。但从整体看，也只能看到大方向。心形偏纤瘦无力，可以认为是气血亏虚，虽属虚证，但非其特征。这个心脉晕有个很大的特征是"左心室脉晕扁塌而按之无力，右心室脉晕稍饱满而实，搏动无神"，简而言之，关键在于左右心室脉象各异，右强而左弱，暗藏病机。

如果我们从心脏的功能来讲。左心室的搏动，向全身输送富含氧气的动脉血。而右心房和右心室。主要负责将使用过氧气的，可视为阳；右心主回收静脉血至心脏，通过肺的氧合作用转化为动脉血后交还给左心，供全身使用。

从这个角度看。左心室的功能主要是输送富含氧气（阳气能量）的动脉血。能不能理解，可视为，输送的是阳气能量。向外输送，向外属阳，动脉之动也属阳，动脉血色红而富有氧气活力亦属阳。是不是可以把左心理解为阳。

而右心房和右心室的功能主要是回收静脉血。静脉血向内回收，向内属阴，静脉之静也属阴，静脉血色暗而已使用过氧气活力下降亦属阴。是不是可以把右心理解为阴。

经上面分析：左心阳虚则无力温化水液，导致右心水饮阴邪积聚。故左心室脉晕扁塌无力为心阳亏虚，右心室脉晕饱满而实、搏动无神则为心阴太盛或水饮积聚。

综上分析，本案实为阳虚水泛、太阴病夹饮，有真武汤证之意。

拟方：真武汤，5 剂。

从上述分析可见，我们根据治疗过程中的病机转换，完全放弃了少阳阳明合病的方向，转而专注于太阴病夹饮的治疗。这并非一诊诊断有误，而是病情动态变化的结果。作为深谙脉法之道的医者，应灵活应对，心中有数。

**三诊：2019 年 10 月 21 日。**

"主任，您不愧为一代大医啊！我吃了后面这 5 天药，脚上的水肿全部消掉，爬这楼梯都不喘了！"患者竖着大拇指，毫不吝啬地赞扬着。

**脉诊。**

微观脉象：左心室脉晕饱满而按之有力，右心室脉晕回归正常，搏动有力。

看着三诊的脉象，我深感欣慰！左右心脉几乎回归正常。之前扁塌无力的左心室脉晕，在 5 剂真武汤的调理下，重获动力，阳气充盈，搏动有力。右心之水饮阴邪，也在左心阳的温煦下，消散无踪！

后续，守方调理一个多月，老人焕发出青春的活力。他自己说："感觉年轻了好几岁！"

## 回顾病案

本案例为心衰导致的水肿咳嗽案例。心衰案例在中医临床中颇为常见，治疗起来也较为棘手。本案例在治疗过程中思路的转变，很值得深入思考。

平常我们在辨证时，多数能在宏观脉象的指导下精确辨证。但个别案例主要依靠微观脉象。比如涉及水饮、瘀血等，宏观脉象体现不明显时，则需依靠微观脉象进行精细诊断。本案亦不例外，我们依靠心脉晕，尤其是左右心脉晕的形态差异进行辨证分析，这自然需要深厚的微观脉法功底。

　　这个案例在治疗过程中出现了显著的转折。一诊时，患者主要表现为少阳阳明病的实证；二诊时，主要矛盾则转化为太阴的虚证。尽管宏观脉象整体偏弦滑，呈现阳性特征，但我们果断为分析太阴病即为主要矛盾，主要依据微观脉象中左心室脉非常弱，甚至出现"左心室脉晕扁塌而按之无力"的现象，判断太阴病为主要矛盾。我们根据心脏的功能属性，结合阴阳理论进行分析，认为"左心为阳，右心为阴"。

　　基于"左心为阳，右心为阴"的理论，我们勇敢果断地使用了真武汤，成功消除了病症。

　　这个心脉分阴阳的理论，在临床中得到了大量验证，取得了非常显著的疗效。希望各位同仁能进一步验证并完善这一理论。

# 案二十八　肾分阴阳，外阳内阴

我们在前面的案例中讨论了心分阴阳。初听起来，可能觉得阴阳无所不在，任何脏腑都有阴阳之分，这在理论上并无问题。但当我们从案例角度具体分析，并探讨到具体的心如何分阴阳时，大家会发现这种分法并非牵强附会，而是能切实应用于临床的。

有人不禁会问：既然心可分阴阳，那其他脏腑呢？比如肾呢？实际上，提出问题的人也知道五脏皆可分阴阳，但为何还要特别提出这样的问题呢？

因为我们要探讨的是能指导临床微观辨证的阴阳分法，所有理论都源自临床实践，而非空洞的理论探讨。我们的脏腑分阴阳理论，有着一套非常精细入微的体系。

接下来，我们来看看肾是如何分阴阳的。

## 病案举例

笔者曾治疗一例肾衰尿毒症水肿患者。初诊：2019 年 11 月 4 日。

患者林某，男，48 岁。主诉是"持续双下肢水肿 6 年余"。

回顾此案例，我们心中不免泛起一阵酸楚。患者在三亚投资了大量水产项目，却因经营不善无法回收资金。每次从三亚匆匆赶来福建泉州治疗，病情稍有缓解便又匆匆返回三亚，两地奔波，异常辛苦。

然而，生活的重压让他无法彻底休息，病情缓解时便忘记服药，全力投入工作。停药一段时间后，病情自然反复。如此恶性循环，导致肾功能逐月恶化。

这一天，他又从三亚赶来，乌黑的眼圈透露出他近期的劳累与无眠。不用多问，我就知道他又复发了。他表情严肃，双眼布满红丝，满是辛酸与无奈。

"主任，这是这次的检查报告单，肌酐：876μmol/L。"他言简意赅，语调低沉。

"你有两个月没来吃药了！这个肌酐值已发展到大于 707μmol/L，说明已经是尿毒症末期了。你的肾功能已经严重受损，能不能先放下工作，让我再给你争取一下，看看能不能挽回部分肾功能？"我惋惜地向他说明病情。3 个月前，经我治疗，他的肌酐值从 609μmol/L 下降到 549μmol/L，但这次却直接飙升。

"休息两个星期吧，还有一批货要处理，我不在不行！还欠着人家很多钱和贷款，这次收回来就不做了。"他一脸辛酸与无奈，中年男人的不易尽在不言中。

"我先给你开 5 天药，5 天后再测下肌酐。你这两天就好好住在宾馆休息，不要到处奔波了。"我简短地嘱咐道。

"知道。"他的回答简短而空洞。

**脉诊。**

宏观脉象：双寸浮而滑数，左关、双尺沉而无力。

微观脉象：右寸下肺脉晕浮起，肺脉晕外形大而饱满，肺表隆起，按之有力。左寸下心脉晕浮起，心脉晕外形饱满而大，搏动有力；双关下部沉下，双肾脉晕缩小，指感实而饱满，肾皮质增厚而指感实，久候有灼热指感，有肾盂内空虚感。

## 经方脉法思路分析本案

先分析寸脉。

宏观脉象：双寸浮而滑数；左关、双尺沉而无力。

微观脉象：右寸下肺脉晕浮起，肺脉晕外形大而饱满，肺表隆起，按之有力。左寸下心脉晕浮起，心脉晕外形饱满而大，搏动有力；双关下部沉下，双肾脉晕缩小，指感实而饱满，肾皮质增厚而指感实，久候有灼热指感，有肾盂内空虚感。

依据"表证：浮脉病在表；脏浮病在表"病位判断原则，患者宏观脉象出现双寸浮脉，微观脉象见心肺脉晕浮起，病位在表。

依据"实热：洪大滑数热，指下有力实；形大饱满有力实，指下灼热热"病性判断原则，患者宏观脉象出现滑数脉，微观脉象见心肺脉晕外形大而饱满为表实证；而肾脉见灼热指感，属于实热病机。

再依据"太阳病：表实表虚，实浮太阳""阳明病：里实里热，实大阳明"六经判断原则，患者表实证合里实热病机，为太阳阳明合病。

但除了太阳、阳明病的实证，患者还有虚的一面。再看关尺部宏观、微观脉象。

依据"虚：虚性不足，虚性软陷；虚性沉衰，虚弱无力"病机判断原则，患者宏观脉象出现左关双尺沉而无力，微观脉象见双肾脉晕缩小及肾盂内空虚感，皆属虚性病机。

再依据"太阴病：里虚里寒，虚弱太阴"六经判断原则，患者的虚性病机属太阴病。

综合微观与宏观脉法判断，患者为太阳阳明太阴合病证，其中太阳表实证、阳明里实热证为主，兼合太阴病里虚证。

依据六经常用经方，符合上述诊断的可用越婢加术汤。

拟方：越婢加术汤，5 剂。

**二诊**：2019 年 11 月 9 日。

"主任，这是今天早上抽血的检查报告单。"语气客气，但沉重。

"肌酐：841μmol/L。上次肌酐：876μmol/L。相比之下有所下降，这药还是有效的。你坚持，我努力！"

"好的！"患者回应简短，表情沉重而伤心。

**脉诊**。

宏观脉象：双寸浮而滑，左关、双尺沉而无力。与一诊脉象相比，数脉消失。

微观脉象：右寸下肺脉晕浮起，肺脉晕外形饱满，肺表隆起，按之有力；左寸下心脉晕浮起，心脉晕外形饱满，搏动有力。双关下部沉下，双肾脉晕缩小，指感实而饱满，肾皮质增厚而指感实，久候有灼热指感，肾盂内空虚感。与一诊脉象相比，心脉晕脉形大消失。

依据"实热：洪大滑数热，指下有力实；形大饱满有力实，指下灼热热"病性判断原则，患者宏观脉象数脉消失，微观脉象心脉晕脉形大消失，则表证及实热病机均好转。

病机依旧，越婢加术汤脉证不变，考虑水肿，加玉米须、益母草。

拟方：越婢加术汤加玉米须、益母草，5 剂。

**三诊**：2019 年 11 月 14 日。

"主任，这是今天早上抽血的检查报告单。"患者依旧客气，但沉重依旧，似乎欲言又止。

"肌酐：789μmol/L，上次肌酐：841μmol/L，再上次肌酐：876μmol/L。这两次有明显下降。好好坚持，多休息！"我鼓励他，同时也注意到他沉重的表情。

"……"他欲言又止。

"有什么事请讲！"门诊总是追求效率，不喜欢吞吞吐吐。

"主任，我能不能这次吃完药后再回三亚一趟？那边货卖不动！"他终于鼓起勇气开口，显得有些难为情。

"肾衰尿毒症治疗很困难，你已达到住院透析标准。好不容易治疗到现在，若不坚持，我怕会反复！"我语重心长地劝他。

"我知道，我懂！谢谢主任！只是不能不去！"他明白却无奈，我只能惋惜地看着他离开。

记录脉诊及开方。

宏观脉象：双寸浮，左关、双尺沉而无力。与二诊脉象相比，滑脉消失。

微观脉象：右寸下肺脉晕浮起，左寸下心脉晕浮起。双关下部沉下，双肾脉晕缩小，指感实而饱满，肾皮质增厚而指感实，久候有灼热指感，肾盂内空虚感。与二诊脉象相比，心肺脉晕外形饱满、肺表隆起、有力脉象皆消失。

依据"实热"病性判断原则，患者宏观脉象滑脉消失，微观脉象心肺脉晕外形饱满，肺表隆起，按之有力等脉象消失，表明表证及里实病机均好转。

病机好转，大方向未变。随着实证清泄，太阳表实证、阳明里实热证减轻，太阴病里虚证加重。但如今似乎太阳阳明太阴合病，三病势均力衡，治法上应减太阳病而增太阴病治疗，可用防己黄芪汤。

拟方：越婢加术汤合防己黄芪汤加玉米须、益母草，5剂。

**四诊：2019 年 11 月 21 日。**

患者上次开 5 天药，已过两天未复诊，心中担忧。

"主任，我给您发了舌头照片和检查结果，又有好转了，谢谢您。我已回三亚，下次再找您，先给我寄药吧！"果然，患者已回三亚。好转后难留，虽处在肾衰尿毒症终末期，但生活压力巨大。

微信查看：肌酐：751μmol/L。

感慨疗效难得，为何不坚持？成年人的无奈太多。那天他离去的背影，孤独而落寂。

无法脉诊，依据舌象和疗效分析，原病机未变，依三诊方继服 6 剂。

**五诊**：2019 年 12 月 22 日。

1 个月后，患者及家人匆匆至门诊，脸色凝重。果然，服药后肌酐未降反升，目前肌酐：846μmol/L（2019 年 12 月 21 日）。

"我回去看您开的药，和之前一样，又自己抓了两三次，不知是累的还是什么原因，这次更严重了。"患者神色凝重，一脸忧虑。病情反复，谁都忧虑，更何况是肾衰尿毒症。

**脉诊**。

宏观脉象：左关稍弦，双尺沉而大。与三诊脉象相比，寸浮脉消失，出现右关弦脉，尺脉反而变大。

微观脉象：双关下部沉下，双肾脉晕缩小，指感实而饱满。肾皮质较前增厚而指感实，皮质久候有灼热指感，肾盂内空虚感。与三诊脉象相比，心肺脉晕浮起消失，而肾皮质脉晕较前增厚且指感实，伴有灼热指感脉晕。

依据"气滞：气滞弦有力，紧绷隆起成弦"病性判断原则，患者宏观脉象出现右关弦脉，虽兼合无力脉，但有兼合大脉，大脉亦为实性脉象，故判定为实性气滞病机。

依据"实热：洪大滑数热，指下有力实；形大饱满有力实，指下灼热热"病性判断原则，患者宏观脉象出现大脉，微观脉象见肾皮质脉晕增厚且指感实，伴有灼热指感，皆表明实热病机加重。

综合以上分析，患者病机为少阳阳明合病。

然而，存疑之处在于："双肾脉晕缩小"符合虚象，但其他脉象未更多支持太阴虚证。审视双肾脉晕，整体缩小，里面乾坤却不大一致，出现"肾皮质脉晕较前增厚、指感实、久候灼热、肾盂内空虚感，皮质跟肾盂的指下脉晕截然不同"。

肾皮质主要是由大量的肾小球毛细血管组成，由入球小动脉注入动脉血液而实现血液过滤。这个血液过滤的自然是一个主"动"的过程（动属阳），所流动的是富含氧气的动脉血（有活力，红色属阳）。整个过程都可以认为是个"阳性"的过程。

而肾盂主要是储存滤液（原尿）。这是储存的过程，属于"静"态（静属阴），所储存的滤液（原尿）已经是人体废之不用的产物，不再利用

（无活力，属阴）。如此分析，肾盂的功能属性属于阴。

再从肾脉晕结构状态看，肾皮质为实性结构，而肾盂为空囊结构，一虚一实，一阴一阳。

则肾脉晕可分阴阳：肾皮质属阳，肾盂属阴。

依据上述分析，我们不再纠结。虽然整只肾是缩小的，但缩小的肾主要是疾病脉象。因为肾衰尿毒症的肾都是缩小的。虽然整只肾是缩小的，但是里面有阴阳乾坤。肾皮质可以代表整个阳气的过程。肾皮质变大、增厚、指感实皆为实性病机的表现。只要出现符合实现病机均可用清泄法。

我们依据上述分析，摆脱了宏观脉象没有大量实证脉象佐证，也摆脱了患者体现出虚弱无力的虚像症状的表象。定性为少阳阳明合病，以阳明病为主，兼合少阳病。

病机已明，如何用药？五诊心肺脉晕浮起已消失，表证已解，前四诊所用的越婢加术汤合防己黄芪汤之解表剂不再适用。少阳阳明合病可选大柴胡汤，以阳明病为主兼合少阳病，亦可考虑桃核承气汤。

拟方：大柴胡汤合桃核承气汤，5 剂。

**六诊**：2019 年 12 月 27 日。

"主任，这次下降了很多，您看！"患者双手捧着检查报告单，满脸喜悦。

"哇，肌酐：745μmol/L（2019 年 12 月 27 日）。今天测的，挺好的！"我亦感欣慰。

**脉诊。**

宏观脉象：左关稍弦，双尺沉。与五诊脉象相比，大脉消失。

微观脉象：双关下部沉下，双肾脉晕缩小，指感实而饱满减轻，肾皮质脉晕增厚而指感实皆减轻，皮质久候灼热指感减轻，肾盂内空虚感依旧。与五诊脉象相比，肾皮质增厚而指感实皆减轻，皮质久候灼热指感减轻，脉晕变化很大。

依据"实热：洪大滑数热，指下有力实。形大饱满有力实，指下灼热热"病性判断原则，患者宏观脉象大脉消失，微观脉象肾皮质增厚而指感实皆减轻，皮质久候灼热指感减轻，皆表明实热病机明显减轻。

少阳阳明合病，病机未变，药已中病，守方续进。

拟方：大柴胡汤合桃核承气汤加大黄，5 剂。

后访：六诊后，肾功能继续好转。但患者随后失联两三个月。一年后微信回访，病情复发，正考虑透析，深感惋惜。

## 回顾病案

本案例为肾衰尿毒症水肿治疗过程。尿毒症在中医门诊虽多见，但多数患者可通过长期中医治疗维持稳定肾功能，仅少数患者最终需透析或换肾。

本案初期进展顺利的，通常情况下，肾衰尿毒症患者因心急每周检测肾功能，治疗需时间，此心态可理解的，但是病情往往没那么快改变。

回顾本案，一、二诊时，太阳阳明太阴合病证明显，越婢加术汤疗效显著，体现了冯老经验。此方历经非常多的肾功能损伤案例，皆起非常明确的疗效。

三诊时，患者有明显的太阴病病机，我们及时调换了调整处方，加入防己黄芪汤，针对太阴病机，肾功能继续好转。

遗憾的是四诊后，患者因工作及经济压力中断治疗，自行购药服用。当然，他也是用了三诊的药方，可惜未坚持辨证施治，导致病情复发，肾功能恶化。中医需持续辨证调整，如同驾驶不可放手方向盘，否则易偏离治疗方向。

放弃了辨证，任其朝同一方向前行，最终偏离了方向，导致病情复发，肾功能损害加重。

当所有表象都指向虚证时。

我们依据微观脉法，精妙地分析了肾分阴阳的内在生理机制，利用肾分阴阳的原理，依据肾皮质脉晕增厚增强属阳的辨证原则，巧妙地运用阴阳理论，细化到六经层面，最终成功逆转局势，再次取得治疗成效。

许多肾功能损害的脉象表现出肾皮质脉晕增厚、质实感增强，但患者宏观脉象却呈现弱脉、虚脉，且因肾衰出现疲怠乏力等症状，虚象明显。然而，给予大量补益法却无显著疗效。肾病专科医生常用大黄治疗肾病，取得良好效果，但这与中医整体辨证理念相悖，常被定位为辨病论治，被认为用大黄属于因病用药。

后来，我们发现了肾的阴阳属性。肾脉晕可进一步细分阴阳：肾皮质脉晕属阳，肾盂属阴。

当我们再次接手此类患者时，才意识到他们依然存在阳明里实热的微观脉象。于是，我们依据阳明里实热可用的经方，大大拓宽了用药范围，不再局限于大黄一味药，治疗有效率显著提高。

当然，肾衰尿毒症仍属于疑难杂症，所举案例均为典型代表。临床治疗仍面临诸多挑战，需同仁们齐心协力，深入研究，共同攻克这一难关。

# 案二十九　食积关浮涩，颗粒黏腻胃积食

我们再次深入探讨食积病机。在宏观病机脉法中已明确："食积关浮涩。"这一口诀经过大量案例验证而确定。那么，这一口诀是否已尽善尽美？是否还存在难以界定的因素？

在临床实践中，我们确实遇到过类似问题。为此，我们完善了食积病机的微观脉法诊断口诀，弥补了原有诊断上的不足。

那么，完善后的食积病机口诀是什么呢？即："食积关浮涩，颗粒黏腻胃积食。"

有了这一微观脉法口诀的补充，"颗粒黏腻胃积食"成为诊断食积的重要依据，几乎不再出现误诊。以下案例便是在宏观脉法模棱两可的情况下，依据微观脉象准确诊断并取得良好疗效的实例。

## 病案举例

笔者曾治疗一例厌食恶心案例。初诊：2019 年 2 月 6 日。

患者洪某，女，5 岁，因"反复咳嗽、流涕伴厌食恶心 1 月余"来诊。

患儿母亲带着宝宝前来就诊，这位小宝宝对我们而言尤为熟悉，从小到大有任何问题都在这里就诊。她家对中医非常信任，尤其是对我这位"老中医"。无论是伤风感冒还是发热，都尽量避免住院和西药治疗。

这次也不例外，虽然反复咳嗽、流涕，但因离家较远，姥姥先带她去附近中医门诊就诊，服药两次未见好转。于是，患儿母亲亲自带她来找我。有时患者就是这样，认定中医好，也认定医生好，认为中医能解决一切小问题。

实际上，中医博大精深，有时连我们这种从业近 30 年的老中医也会遇到难以解决的病症。

自古闽南民间就流传一句话："先生缘，主人福。"闽南人将医生和教师统称为"先生"，这是一种尊称。这句话也表达了一个观点：找到一位好中医是缘分。患儿母亲就认为我与宝宝特别有缘，只要我出手，再复杂

的问题也能迅速解决。

"主任，我们家小宝宝就你看得最好！这次又咳嗽又不吃饭，在老家治了 1 个月都没好！"患儿母亲忧虑地说。

"怎么不早点来啊？又拖了 1 个多月！"

"在老家找中医看了没好，来你这边特别远，要请假，她姥姥又不会开车。"

"之前有发热吗？看她咳得厉害！做过什么检查吗？"

"有，还是支气管肺炎，她支气管好像一直不太好！但这次就是一直不吃饭，你看她都瘦成什么样了，下巴都尖了！"患儿母亲边说边心疼地看着孩子。

"不吃东西，叫她吃还会恶心吐出来，平时也经常这样。"患儿母亲继续补充道。

"别急！吃了药，很快就会好的！"我安慰道。

"嗯，只要你一出手，肯定很快就好！"患儿母亲非常信任我。

**脉诊。**

宏观脉象：双寸浮缓而细，关尺稍浮而弦细有力。

微观脉象：右寸下肺脉晕浮起，肺表形态扁平偏瘦，肺表之气按之平整而柔软，肺脉晕呈现"垂柳样"纹理。左关下可及脾胃脉晕，脾胃脉晕形稍瘦，其内可触及"颗粒黏腻"指感脉晕。

## 经方脉法思路分析本案

先分析双寸脉象。

宏观脉象：双寸浮缓而细，关尺稍浮而弦细有力。

微观脉象：右寸下肺脉晕浮起，肺表形态扁平偏瘦，肺表之气按之平整而柔软，肺脉晕呈现"垂柳样"纹理。左关下可及脾胃脉晕，脾胃脉晕形稍瘦，其内可及"颗粒黏腻"指感脉晕。

依据"表证：浮脉病在表。脏浮病在表"病位判断原则，患者宏观脉象双寸浮缓，微观脉象见右寸下肺脉晕浮起，病位均在表。

依据"血虚：细小血中虚"病性判断原则，患者宏观脉象细，属血虚证，见于浮层，为营血亏虚之表虚证。

再依据"太阳病：表实表虚，实浮太阳"六经判断原则，患者出现表虚证，为太阳表虚证。

再分析关尺脉象。

依据“半表半里：稍浮病半表”病位判断原则，患者宏观脉象关尺稍浮，病位属半表半里。

依据“气滞：气滞弦有力。紧绷隆起成弦滞”病性判断原则，患者宏观脉象弦细有力，属实性气滞病机。

再依据“少阳病：上热气滞，实弦少阳”六经判断原则，患者出现实性气滞病机，为少阳病表虚证。

综合以上宏观、微观脉象分析，患者为太阳少阳合病，即太阳表虚证合病少阳病。

依据六经常用经方，符合上述诊断的可用柴胡桂枝汤。患者咳嗽症状明显时，可加五味子、枇杷叶、杏仁。

拟方：柴胡桂枝汤加五味子、枇杷叶、杏仁，5剂。

有人会问：“垂柳样”纹理脉晕，代表什么意思呢？这是支气管炎的一个疾病脉象。

本患儿出现咳嗽咳痰，属于支气管炎。因为我们这边重点讨论六经辨证，所以关于疾病脉象，大家可以参考《许跃远象脉学临床实录》一书，此部分省略。

**二诊：2019年2月11日。**

“叫医生叔叔好！”患儿妈妈如约而至，一边带着宝宝，一边教着孩子。看得出来，患儿神清气爽，应该疗效不错。

“医生叔叔，我不咳了，可以不再吃苦药了吗？”宝宝娇滴滴地问道。

“我们好了就不吃！我先看看！最近吃药有没有乖乖呀？”我一边哄着，一边把脉。

“咳嗽流鼻涕好多了，就是不吃饭了。吃一顿饭，都让人想打他了。”患儿妈妈在旁边补充道，一边以责怪的眼神看着孩子。

“我不饿，又不好吃。”患儿噘着嘴争辩道！

“妈妈没给你做好吃的呀？”

“就是！”患儿又噘起了嘴！

“正餐不吃，就想吃那些零食。”患儿妈妈表示不满。

“就不是！”孩子非常嘴硬，继续争辩。

小宝宝可爱的样子引起旁边人哄堂大笑。

脉诊。

宏观脉象：双寸浮，关尺稍浮。与一诊脉象相比，缓细脉消失，弦细有力脉消失。

微观脉象：右寸下肺脉晕浮起，肺表形态扁平偏瘦；左关下可及脾胃脉晕，脾胃脉晕形稍瘦，其内可及"颗粒黏腻"指感脉晕；与一诊脉象相比，肺脉晕"垂柳样"纹理脉晕消失。

依据一诊脉象分析理论，太阳少阳合病明显好转。相应的支气管炎也已明显好转。

那目前的主要矛盾是什么呢？

目前，患者的主诉变为厌食、恶心，而太阳少阳合病脉象已不明显，说明病机明显改变，主要矛盾在变。

如果厌食、恶心是因为积食的话，那患者应该出现"食积关浮涩"典型脉象才对，但本患儿并未出现这样的脉象表现。如果患者因太阴亏虚、脾胃虚弱而导致的话，那应该出现左关脉沉弱无力才对。但本患儿亦不体现这样的脉象；如果为太阴水饮停滞中焦的话，那患儿应出现左关弦滑脉。

皆不相似！路在何方？

我们注意到，微观脉象出现一个特殊的脉晕——脾胃脉晕内可及"颗粒黏腻"指感脉晕。如何解读？

这个异常的脉晕在胃内。胃内能有什么，就是饮食入胃的食糜。这食糜在胃内，如果正常的话，在脉中的体现应该是均匀有度。如此"颗粒黏腻"，是否表示食糜没有完全和胃液融合，即未被消化的食积呢？假如这样的分析是正确的，那这个脉象所包含的含义就是"食积"病机。

依据上述分析，我们大胆启用保和丸。

拟方：保和丸（汤），5剂。

**三诊：2019年2月16日。**

"主任，这次会吃了，带他来再给您巩固一下！谢谢您！"患儿妈妈眉开眼笑。

微观脉象：左关胃内"颗粒黏腻"指感脉晕已消失。

看来食积病机已经得到化解。嘱原方加白术继进3剂善后，白术意在固护中焦。

### 回顾病案

本案例为厌食恶心案例，在小儿中医门诊中较为多见。虽然小儿厌食、积食占有多数，但不可一概而论，有一部分人则因脾胃虚弱和其他原因导致。凡看病需先辨证，而非辨病。

本案例比较特殊，患者首先夹杂外感症状，有明显的咳嗽咳痰，并且有发热病史。脉象也出现稍浮脉，半表半里之象。既有表证又有少阳病。

之所以开始并未往积食考虑，大概率是因为外感症状掩盖了这个病机。大多数外感的人胃口不好，此在情理之中。

一诊时，我们也认为只要解表、和解少阳，不欲饮食的症状会自然缓解。

《伤寒论》第 96 条："伤寒五六日，中风。往来寒热，胸胁苦满，嘿嘿不欲饮食，心烦喜呕，或胸中烦而不呕，或渴，或腹中痛，或胁下痞硬，或心下悸、小便不利，或不渴、身有微热，或咳者，小柴胡汤主之。"条文所讲的少阳病就有"嘿嘿不欲饮食"。小柴胡汤后自然可解。

到二诊时，外感及半表半里之少阳病在柴胡桂枝干姜汤的攻势下一并而解，这在意料之中。然而，意料之外的是"嘿嘿不欲饮食"这个症状并没有随着少阳证的和解而消失，患儿仍然出现不欲饮食的症状。

当然，我们曾考虑过积食，但宏观脉象并不相符。后面又考虑太阴中虚、痰饮等，脉象仍不相符。最终我们发现了特殊的微观脉象：左关胃内"颗粒黏腻"指感脉晕，并依据微观脉象形成原理进行解读，取得了食积病机的辨证依据，才依据病机进行处方。

这也体现了我们的一种原则：绝不盲目因为经验和辨病使用方药，坚持辨证论治的精神。

为了更完善食积病机脉象诊断，编写口诀："食积关浮涩，颗粒黏腻胃积食。"

# 案三十　腑实尺沉大，肠腑团块为腑实

我们在宏观脉法中已多次探讨腑实证。腑实证是阳明里实热的一个特殊证型，是里实热与肠中燥屎结而成的腑实证，宏观脉法中它主要显示为"腑实尺沉大"。

我们在无数次的临床实践中发现，宏观脉象多是微观脉象的综合体现。在宏观脉象的底下，潜伏着一个更加精细的微观脉象。既然"腑实尺沉大"，那在"尺沉大"的底下隐藏着怎样的微观脉象呢？

我们三指按着尺部脉，尺脉沉而大。大脉，则脉管径大于正常。尺部脉大于常态，说明尺脉内存有更多的内容物而撑大了脉管。除了尺脉隐藏着大量的里热，依据"热性涨大"原则，脉管径被撑大。但是单纯依靠"热量"来持久撑大是很难的，其中必然有实性的内容物支撑，方可持久撑大。

依靠微观脉法，我们剖开大脉的细微结构，发现尺部脉里面有精细肠脉晕，而肠脉晕内充满"泥团块样"燥屎脉晕，这才是导致宏观上大脉的原因。

我们反过来思索，如果想认定"尺沉大"为腑实证，微观脉象中的"泥团块样"燥屎脉晕才是最终可以确定的金标准。

## 病案举例

笔者曾遇高血脂头晕便溏案例。初诊：2019 年 6 月 9 日。

患者谢某，男，57 岁，以"反复头晕便溏 2 年余"为主诉来诊。患者为生意场中人，平时应酬较多，烟酒不断。依他自己的话说，1 个月至少有 25 天在酒店度过。如此应酬，自然是拿身体开玩笑。年轻的时候，身体尚好，可以撑过。

近几年，酒场之时自觉酒量下降，平时亦觉头晕眼花。到医院体检才发现高血压、糖尿病、高尿酸、高血脂等诸多问题。

患者自觉不再年轻，经医院检查后开药，每日须服一大把药，体力逐日下降，感觉不妙，求诊中医。

"主任，我浑身都不舒服，不知道哪里出问题了。"患者担忧地问道。

"主要哪里不舒服呢？"

"浑身上下不得劲，头也昏，眼也花，走路像踩棉花，看什么都没兴趣了，吃的也没什么欲望，大便也不怎么正常！我比我那个80岁的老爹还老！"患者继续讲述道。

"头昏厉害吗？做过颅脑核磁共振吗？"

"做过，说没啥大事。您看这报告单。"患者一边说着，一边拿出一大沓的报告单。

"血脂高呀？血压、血糖、尿酸都高。平时应酬多吗？腔隙性脑梗死，会头晕的。"我一边看着化验单，一边解说道。

"哎呀，这些毛病不是很多人都有吗？我看人家生龙活虎的呀！你看我上下不得劲！会不会有啥大病呀？"

"头昏脑涨，浑身无力，无精打采的，好像一二年内老了好多，我80岁的老爹都比我精神多了！"

"这个胃肠镜结果显示浅表性胃炎、结肠炎，整体情况也还好。别着急！"我安慰道。

"主任，赶紧帮我调理调理吧！我手下那个经理之前也这样子，在你这边调理了一段时间，我现在看他状态挺好！"患者又急躁地说着。

"别急！他会好，你也会好！你应酬要减下来，听我指挥。"

"嗯，我一定听指挥！这身体不好，其他都是假的！"

**脉诊。**

宏观脉象：双寸浮细滑数，双关浮弦滑，双尺沉弱而大。

微观脉象：左寸下心脉晕浮起，心脉晕外形瘦小，搏动滑利而有神。左关上胃脉晕浮起，胃壁饱满隆起而稍绷紧。切入胃内，有"水滑黏腻样"异常脉晕指感；右关上肝脉晕浮起，肝脉晕表面饱满而绷弦，切下肝脉晕内可及涩而灼热指感。双尺肠脉晕沉，其内可及"泥团块样"脉晕。

## 经方脉法思路分析本案

先分析双寸脉象。

宏观脉象：双寸浮细滑数，双关浮弦滑，双尺沉弱而大。

微观脉象：左寸下心脉晕浮起，心脉晕外形瘦小，搏动滑利而有神。左关上胃脉晕浮起，胃壁饱满隆起而稍绷紧。切入胃内，有"水滑黏腻样"异常脉晕指感；右关上肝脉晕浮起，肝脉晕表面饱满而绷弦，切下肝脉晕内可及涩而灼热指感。双尺肠脉晕沉，其内可及"泥团块样"脉晕。

依据"表证：浮脉病在表，脏浮病在表""血虚：细小血中虚"病位病性判断原则，患者宏观脉象出现双寸浮细脉，微观脉象见左寸下心脉晕浮起而瘦小，属表虚证。

再依据"太阳病：表实表虚，实浮太阳"六经判断原则，患者出现表虚证，为太阳表虚证。

再分析关尺脉象。

依据"痰湿水饮：弦滑携痰饮，软濡黏水湿。黏胶属痰，水滑属饮，黏腻水湿"病性判断原则，患者宏观脉象双关浮弦滑脉，微观脉象见胃脉晕内有"水滑黏腻样"异常脉晕，皆属痰湿水饮病机。

依据"虚：虚性不足，虚性软陷。虚性沉衰，虚弱无力"病性判断原则，患者宏观脉象的双尺沉弱脉，属虚性病机。

再依据"太阴病：里虚里寒，虚弱太阴"六经判断原则，患者出现虚性病机，为太阴病。

依据"实热：洪大滑数热，指下有力实。形大饱满有力实，指下灼热热"病性判断原则，患者宏观脉象尺沉大脉，微观脉象见肝内灼热指感脉晕，皆属实热病机。

再依据"阳明病：里实里热，实大阳明"六经判断原则，患者出现实热病机，为阳明病。

综合以上宏观、微观脉象，患者为太阳阳明太阴合病。因有明显痰湿水饮病机，痰湿水饮病机又喜与太阴病夹杂，因而综合判断：本案为太阳太阴合病夹饮为主，兼合阳明病机，即太阳表虚、太阴夹饮、阳明里实热证。

依据六经常用经方，符合上述诊断的可用茵陈五苓散。

拟方：茵陈五苓散，5 剂。

**二诊：2019 年 6 月 14 日。**

"主任，还没有明显感觉，继续！"言简意赅。

**脉诊。**

宏观脉象：双寸浮细数，双关浮弦稍滑，双尺沉弱而大。与一诊脉象相比，寸滑消失，关滑脉减轻。

微观脉象：左寸下心脉晕浮起，心脉晕外形瘦小，搏动有神。左关上胃脉晕浮起，胃壁饱满隆起而稍绷紧。切入胃内，"水滑黏腻样"异常脉晕指感减轻；右关上肝脉晕浮起，肝脉晕表面饱满而绷弦，切下肝脉晕内可及涩而灼热指感。双尺肠脉晕沉，其内可及"泥团块样"脉晕。与一诊脉象相比，胃脉晕内"水滑黏腻样"异常脉晕指感减轻。

依据"痰湿水饮：弦滑携痰饮，软濡黏水湿。黏胶属痰，水滑属饮，黏腻水湿"病性判断原则，患者宏观脉象寸滑消失，关滑脉减轻。微观脉象见胃脉晕内"水滑黏腻样"异常脉晕指感减轻，皆属痰湿水饮病机好转迹象。

虽然从症状看未有明显改善，但从脉象分析，一诊用药是富有疗效的。坚定"唯脉不证"原则。

拟方：茵陈五苓散加竹茹、胆南星，5剂。竹茹、胆南星皆可加强化痰之功。

**三诊**：2019年6月19日。

"主任，头晕好转，睡醒时脑子比较清醒！来，继续！"快人快语。

脉象与二诊类似，效不更方，原方继进5剂。

**四诊**：2019年6月23日。

"主任，这次大便好转成形，但头比上次更晕！赶紧来研究一下，怎么回事？"患者明显表现比较急躁。

**脉诊。**

宏观脉象：双寸细数，双关弦，双尺沉大。与二、三诊脉象相比，寸关浮脉及关滑脉消失，尺弱消失，相比之下双尺沉大变得突出。

微观脉象：左关上胃脉晕内稍饱满隆起，切入胃内，"水滑黏腻样"异常脉晕减轻；右关肝脉晕表面饱满而绷弦，切下肝内可及涩而灼热指感。双尺肠脉晕沉，其内可及大量"泥团块样"脉晕。与二、三诊脉象相比，胃脉晕内"水滑黏腻样"异常脉晕指感进一步减轻，而"泥团块样"脉晕却更多了。

依据"实热：洪大滑数热，指下有力实。形大饱满有力实，指下灼热

173

热"病性判断原则，患者宏观脉象为尺沉大脉，微观脉象见肝内灼热指感脉晕，皆属实热病机，说明阳明里实热成为主要病机。

浮脉消失，说明表证已解；滑脉及胃脉晕内"水滑黏腻样"异常脉晕进一步减轻，说明痰湿水饮病机已经明显缓解。

目前阳明病里实热病机独大一方。但阳明病的方剂众多，如何甄别选用？

我们再分析一下脉象有何特征性。

从上述四诊脉象分析，宏观脉象双尺沉大变得突出，而微观脉象则是"泥团块样"脉晕更多了。我们上述分析的"沉大脉"属于里实热特征脉象，位于尺部，属于下焦，则为下焦里实热病机。

而同步出现的是双尺下肠脉晕内的"泥团块样"脉晕，是否也预示着同样的下焦里实热病机呢？且出于肠内，肠内之容物为"燥屎"，"泥团块样"脉晕应为燥屎的表现。把两者结合起来，可以理解为下焦里实热与燥屎结，即"腑实证"病机。

既然分析表明为阳明病里实热腑实证，大承气汤可用！

问题来了！

患者本身有大便不成形的便溏症状，从症状上分析，没有腑实证的特征出现。有腑实证必便秘！如今不便秘反而便溏，证脉不合！

况且患者本来便溏，如今刚刚好转，再用大承气汤，必然导致腹泻，岂不是症状又加重了？患者能接受吗？

患者在二、三诊时大便好转，但头晕却加重，是否预示着便溏只是痰湿重的症状，而大便改善后，里热进一步加重，头晕反而加重？

如此分析，泻下为正法！坚定信心，启用大承气汤！

拟方：大承气汤，5 剂。

并嘱患者，服药后可能会有腹泻，请多喝水。

五诊：2019 年 6 月 28 日。

"主任，这个药非常好！每天拉了两三次肚子，浑身上下更觉轻松！看来体内垃圾排干净了！再给我开这样的药！脑袋这两天也清醒了很多，感觉身体轻了，整体负担都变少了！"这次是患者复诊讲话最多的一次，太激动，音调提高了许多！

脉诊。

宏观脉象：双寸细数，双关弦，双尺沉。与四诊脉象相比，尺大脉消失。

微观脉象：左关上胃脉晕内稍饱满隆起，双尺肠脉晕沉，其内可及少许"泥团块样"脉晕。与四诊脉象相比，胃脉晕内"水滑黏腻样"及异常脉晕消失，肝内灼热指感消失，而"泥团块样"脉晕减少了。

依照上述脉象显示特征，非但阳明里热脉象消失，痰饮脉象及腑实脉象均一起消失。

大承气汤，一诊之间解决所有问题！

后续，本案患者经泻下法治疗1个月后，诸症平息，复查血脂亦正常。半年后，因其介绍患者，顺便回访，血脂亦正常，再无症状，状态良好，其再次意气风发，驰骋商场！

## 回顾病案

本案例为高血脂、头晕、便溏案例。随着物质生活的丰富，餐桌饮食的多样化，这种高血脂在目前临床上比比皆是。其引发的危害众所周知，可导致动脉硬化，增加心血管意外率，是心血管疾病当中主要控制的指标之一。目前临床上大多使用降脂的西药来控制，但临床上发现中医药治疗高血脂效果显著。

高血脂大多数人都没有症状，有部分人有头晕、疲惫、乏力等症状。本案患者有明显的头晕乏力症状，这也是他的主诉，他之前也使用过降血脂的西药，但血脂指标虽降，症状却没有改善，反而更加严重，这促使他求治于中医。

本案值得回顾的是，他隐藏着阳明病腑实证的微观脉象特征即，"泥团块样"脉晕，而且这个案例从中揭示了"尺沉大"与肠脉晕内"泥团块样"脉晕的关系。

本案另一个明显的特点是，患者被诊断为阳明病腑实证，但患者没有表现出与腑实证相对应的便秘症状，甚至表现出相反的便溏症状。此患者也没有明显的口干、口苦、烦躁等症状，甚至表现出一副疲惫乏力的虚弱症状，症状表现与病机本质不相匹配。

我们坚持"凭脉不证"的原则，根据脉象特征进行辨证论治。虽然存在便溏的症状，但患者却有里实热腑实证的病机。我们坚持使用大承气汤进行泻下治疗，并取得了较好的临床疗效。这疗效证明了辨证的正确性，也验证了肠脉晕内"泥团块样"脉晕是阳明病腑实证脉象的论断是正确的。

综合宏观与微观的腑实病机脉象，我们归纳出诊断口诀如下："腑实尺沉大，肠腑团块为腑实。"

# 案三十一  虚软无力气，塌陷无力气虚弱

宏观脉法气虚病机诊断口诀："气虚：虚软无力气。"这一口诀在气虚的诊断中起着决定性的作用。为了完善气虚病机的微观脉法诊断口诀，我们在临床中积极寻找相应的病例，特别是已明确诊断为气虚的病例，以归纳总结其微观脉象特征。

皇天不负有心人，我们最终认定与"虚软无力气"相对应的微观脉象特征，除了指下"虚软无力"，还在脏腑形态上体现出"塌陷"的特征。

本案例是我们从众多气虚病机案例中精选出来的，是能充分体现"塌陷无力气虚弱"特征的典型病例。让我们一起来分析。

## 病案举例

笔者曾接诊一反复头身疼痛案例。初诊：2019 年 4 月 1 日。

患者周某，女，27 岁，以"反复头身疼痛 1 月余"为主诉就诊。患者自述浑身疼痛，周身不适已持续 1 个多月。据她描述，1 个月前有外感症状，发热、汗出，但经治疗后好转。

然而，近 1 个月来一直头身疼痛，经多家医院检查未发现问题。甲流、乙流、支原体等检测均阴性，血常规、类风湿因子、血沉等也均正常。她的西医医生丈夫甚至认为她存在心理问题，她一气之下转求中医治疗。

"我那老公真是庸医，我感冒了，浑身疼痛 1 个多月，他都看不好！在他们医院各种检查都没问题。"她边抱怨着老公，边讲述病情。

"千万别这样讲啊，你老公好歹也是三甲大医院的医生！"我见势不妙，赶紧安慰道。

"自己老婆都看不好！还说我胡思乱想。"她怒不可遏。

"你具体什么情况说说！"我转换话题，引导她继续讲述。

"头也不舒服，脖子也痛，全身哪儿都痛！他们医院查了，既不是感冒，也不是类风湿关节炎，血沉什么的都正常。你看，这一大堆检查

单！"她边说边从包里拿出一大沓相关检查单。

"我看这些检查单都是阴性的，你之前有感冒发热是吗？"

"上个月，一大早出去着凉了，但只发热了一天，第二天就好了，可是一直身上各种痛。"

"会流汗吗？口苦咽干吗？咳嗽流涕吗？"

"会啊，每天一身虚汗。不会口苦咽干，只是之前会咳嗽流涕，现在不会了。我觉得感冒应该好了。"

"我觉得这并不复杂，还是属于中医的外感范畴，吃中药应该很快就好。"

"对，我来找您就是为了开中药，吃那么多西药也没好。"

**脉诊。**

宏观脉象：双寸浮缓，左关沉软无力。

微观脉象：右寸下肺脉晕浮起，肺表扁平且肺气平整柔软，肺脉晕内无纹理夹杂；左关胃脉晕沉下，胃脉晕形态塌陷，按之柔软无力。

## 经方脉法思路分析本案

首先分析双寸脉象。

宏观脉象：双寸浮缓，左关沉软无力。

微观脉象：右寸下肺脉晕浮起，肺表扁平且肺气平整柔软，肺脉晕内无纹理夹杂；左关胃脉晕沉下，胃脉晕形态塌陷，按之柔软无力。

依据"表证：浮脉病在表，脏浮病在表"的病位判断原则，患者宏观脉象出现双寸浮缓脉，微观脉象见肺脉晕浮起而柔软，属表虚证。

再依据"太阳病：表实表虚，实浮太阳"的六经判断原则，患者出现表虚证，为太阳表虚证。

接着分析关尺脉象。

依据"里证：沉脉病入里，形沉病入里""气虚：虚软无力气"的病位病性判断原则，患者宏观脉象出现左关沉软无力脉，微观脉象见左关胃脉晕沉下，病位在里，属气虚病机。

再依据"太阴病：里虚里寒，虚弱太阴"的六经判断原则，患者出现里虚性病机，为太阴病。

综合以上宏观、微观脉象，患者为太阳太阴合病，即太阳表虚证合太阴气虚证。患者以周身疼痛为主，伴有汗出症状，表虚证更为明显。太阴气虚次之。治疗应先解决太阳表虚证。

依据六经常用经方，符合太阳表虚证可用桂枝汤。

拟方：桂枝汤，3剂。

桂枝汤被誉为伤寒第一方，其处方组成简单而有效。为什么这样说呢？因为除了桂枝、芍药、甘草，生姜、大枣等厨房常见食材也可入药。尽管许多医生可能并不十分重视这张处方，但它以其药简力宏的特点，能够治疗许多看似简单却复杂的疾病。

**二诊：2019年4月3日。**

"主任，吃3天药有点效果，身上的痛好了一点点，但汗还是很多，这种天气，睡醒一身汗！"患者口中的"好一点点"意味着疗效并不显著，切勿被误导。这里有一个重要信息是患者多汗、盗汗明显。

盗汗明显是否意味着阴虚火旺或虚热呢？如果是虚热，那应该是太阳阳明合病才对。但从一诊脉象来看，并未见明显的阳明里热。我们再来看看二诊的脉象。

**脉诊。**

宏观脉象：双寸浮，左关沉软无力。与一诊脉象相比，缓脉消失。

微观脉象：右寸下肺脉晕浮起，肺表扁平且肺气平整柔软，肺脉晕内无纹理夹杂；左关胃脉晕沉下，胃脉晕形态明显塌陷，按之柔软无力。与一诊脉象相比，左关胃脉晕形态塌陷更为明显。

依据一诊分析，浮缓为太阳表虚之脉，而如今缓脉消失，说明太阳表虚证已有明显好转。

而二诊的微观脉象，有一个显著特征："胃脉晕形态明显塌陷。"这究竟意味着什么呢？

依据"虚：虚性不足，虚性软陷，虚性沉衰，虚弱无力"的病性判断原则，患者微观脉象中胃脉晕形态明显塌陷，符合"虚性软陷、沉衰"的特征，应归属于虚性病机。

患者脉象除了明显塌陷，还伴有"柔软无力"的特点，这种特征与宏观脉象中的"气虚：虚软无力气"相吻合，属于气虚病机。

再依据"太阴病：里虚里寒，虚弱太阴"的六经判断原则，患者出现里气虚病机，可诊断为太阴病。

从二诊的微观脉象分析，太阴病已从之前的次要位置转变为主要位置，而并未如同症状分析所显示的那样存在阳明里热或虚热病机。

我们坚持"唯脉不证"的原则，判断患者为太阴太阳合病，且以太阴病为主，合病太阳病。

治疗上有两个方剂可选：一是桂枝人参汤，二是桂枝加芍药生姜各一两人参三两新加汤。如何鉴别使用？虽然两者均适用于太阴太阳合病，但桂枝人参汤中含有干姜，病位偏于中焦，具有温化之功，更适用于太阴病里寒。而本案更偏重于太阴病里虚，因此选用桂枝加芍药生姜各一两人参三两新加汤更为适宜。

拟方：桂枝加芍药生姜各一两人参三两新加汤，3 剂。

**三诊：2019 年 4 月 6 日。**

"主任：妙手回春！全部好了，还是中医好，还是老祖宗有智慧！"患者赞不绝口。

再次把脉，微观脉象显示：左关胃脉晕形态已经恢复饱满。

## 回顾病案

本案例为外感导致的反复头身疼痛案例。尽管是外感疾病，但病程却长达 1 个月之久。很多人认为外感疾病多为新病，病程应短，但实际上并非如此。临床上常可见到多年未解的表证。

本案例并非单纯外感，而是表证未解，兼合太阴里病。一诊时，我们重点处理了表虚证；二诊时发现表虚证已明显缓解，而病机的主次关系发生了逆转，变为以太阴病为主，兼合太阳病。

本案例中隐藏了一个典型的微观脉象特征："胃脉晕形态明显塌陷。"通过深入思考虚性脉象特征原则，我们发现这种"塌陷"的脉象符合虚性病机原则。若同时出现"无力"的情况，则符合气虚病机原则。基于这种思考，我们果断使用了桂枝加芍药生姜各一两人参三两新加汤 3 剂，在 3天内成功缓解了患者长达 1 个月的疼痛与出汗症状，取得了良好的疗效。

复诊时，我们发现微观"塌陷"的异常脉象已得到恢复。一、二诊脉象的对比证明了"塌陷无力"脉象特征是气虚病机的一种表现。后续在众多案例中，我们多次验证了微观脉象中类似"塌陷无力"的脉象多属于气虚病机。

为了总结这种脉象特征，我们编写了以下气虚病机脉象诊断口诀："气虚：虚软无力气，塌陷无力气虚弱。"这个口诀适用于宏观与微观脉象，对气虚病机的诊断具有指导意义。

# 案三十二　细小血中虚，瘦小血中虚

血虚病机宏观脉法口诀："血虚：细小血中虚。"这已在众多病例中得到验证，但仍有待完善。完善的病机诊断应将宏观脉象与微观脉象并拢，宏观、微观互相脉象相结合，相互验证、相互补充，以达到灵活且圆融无碍的诊断效果。

显然，单纯依据"血虚：细小血中虚"的口诀尚不能满足临床血虚病机精确诊断的需求。那么，如何寻求血虚病机的微观脉象特征呢？

根据气虚病机宏观与微观脉象特征相似的经验，我们分析了形成血虚宏观脉象的原因和特点：一是细小脉属脉管径小于正常值的脉象；二是细小脉的形成是由于脉管内血液量充盈不足所致。

既然血液亏虚充盈不足会导致脉管径形态细小，那么微观脉象中脏腑形态图腾的特征也应如此。若脏腑内血液充盈不足，其脉晕形态势必会呈现瘦小之状。基于这种假设，我们进行了大量的临床实践。

实践表明，血虚病机确实可以表现为脏腑脉晕形态瘦小的脉象。接下来，我们将通过具体病案来进一步说明这一点。

## 病案举例

笔者曾治疗一例贫血闭经案例。初诊：2019 年 7 月 11 日。

患者张某，女，18 岁，以"闭经 8 月余"为主诉就诊。

患者是家中最小的女儿，正值高考之年。高三的紧张生活让她倍感压力十足，经常熬夜学习。那段时间，她常感头晕、疲惫乏力，家人以为只是睡眠不足所致，让她多休息。但她坚持认为只要熬过这段时间就会好。

高考之前，她告诉家人已有多月未来月经，家人初时还误以为她早恋，引发了一场误会。青春期的女孩情绪敏感且倔强，对此事反应强烈。家人无奈，只能等她高考结束后再带她就医。

考试结束后，她长时间嗜睡，家人虽心疼却也随她。然而，长时间的睡眠并未缓解她的疲惫感, 反而让她更加困倦。家人焦急万分, 只好带她到医院就诊。

检查一出来, 惊呆了: 血红蛋白 68g/L, 已达中度贫血标准。颅脑 CT 扫描及子宫附件 B 超检查均未见异常。随后转至妇科, 几经辗转, 经人介绍转诊至我处门诊。

"血红蛋白 68g/L, 这么严重的贫血, 医院为什么不让输血呀? " 她妈妈满脸疑惑地问道。

"输血虽可行, 但有一定风险, 且从贫血程度来看, 她属于中度, 并非重度, 加之血库资源紧张! " 我试图解释道。

"妇科开了这么多药, 吃了几天反而更晕了。" 患者妈妈提着一大袋药品给我看。

"这些都是性激素类药, 主要用于调整人工周期月经的, 如果你觉得她服药后更不适, 可以暂时不吃。"

"那她都 8 个月不来月经了, 不是说吃这个药能来吗? " 患者妈妈再次面露疑惑。

"她目前最主要的是贫血问题, 闭经可能是身体的一种保护性反应。虽然彩超显示子宫偏小, 但她才 18 岁, 且贫血是首要问题。等血红蛋白恢复正常, 月经可能会自然恢复。"

"那她这么久不来月经, 会不会有什么影响? "

"暂时不用担心, 不来月经不是当前的主要问题, 且已排除怀孕可能。目前主要是解决贫血问题! " 经过多次解释, 患者妈妈的心情逐渐平复。

**脉诊。**

宏观脉象: 双寸浮缓而细, 双关尺沉细。

微观脉象: 左寸下心脉晕浮起, 心脉晕瘦小而弱, 按之脉气上举无力; 右寸下肺脉晕浮起, 肺脉晕瘦小而弱, 按之脉气上举无力; 左关下胃脉晕沉下且胃形瘦小, 右关下肝脉晕沉下且肝脉晕外形瘦小, 按之脉气无力; 双尺上可及子宫脉晕, 形态沉下瘦小, 按之脉气无力。

## 经方脉法思路分析本案

宏观脉象: 双寸浮缓而细。双关尺沉细。

微观脉象：左寸下心脉晕浮起，心脉晕瘦小而弱，按之脉气上举无力；右寸下肺脉晕浮起，肺脉晕瘦小而弱，按之脉气上举无力；左关下胃脉晕沉下而胃形瘦小。右关下肝脉晕沉下而肝脉晕外形瘦小，按之脉气无力。双尺上可及子宫脉晕，形态沉下瘦小，按之脉气无力。

先分析双寸脉象。

依据"表证：浮脉病在表；脏浮病在表"的病位判断原则，患者宏观脉象出现双寸浮缓而细，微观脉象见心肺脉晕瘦小而弱，属表虚证。

再依据"太阳病：表实表虚，实浮太阳"的六经判断原则，患者出现表虚证，可判定为太阳表虚证。

再分析关尺脉象。

依据"里证：沉脉病入里；形沉病入里"及"血虚：细小血中虚"的病位病性判断原则，患者宏观脉象出现双关尺沉细脉，微观脉象见左关沉下而胃形瘦小，右关下肝脉晕沉下而形瘦小，病位在里，属血虚病机。

再依据"太阴病：里虚里寒，虚弱太阴"的六经判断原则，患者出现里血虚病机，可判定为太阴病里血虚证。

综合以上宏观、微观脉象，患者为太阳太阴合病，即太阳表虚合太阴血虚证。

依据六经常用经方，符合上述病机的可用当归建中汤。

拟方：当归建中汤，10 剂。

**二诊：2019 年 7 月 21 日。**

"主任，她天天躲在房间呼呼大睡！今天带她去医院检查了，您看一下！"患者妈妈一脸忧虑。

"血红蛋白 78g/L，比上次长了 10g，你要鼓励她多吃点。"

"天天这样睡，要不要去运动？"

"中度贫血哪有体力运动？主要是休息！她有浅表性胃炎，不然可以补充铁剂。"

"您说的那个硫酸亚铁，她一吃就恶心、胃痛，大便还拉黑便，我们吓坏了！"

"吃铁剂都会拉黑便，停药就会恢复正常，别紧张。单纯吃中药慢一些，但安全。"

"关键是她吃完就胃痛，还拉黑便，医院医生还说可能胃肠出血，您还是慢慢用中药调吧！"可怜天下父母心。

"那好吧，我再给你开 10 天的药，别太着急。"

**脉诊。**

宏观脉象：双寸浮缓稍细，双关尺沉稍细。与一诊脉象相比，细脉有所好转。

微观脉象：左寸下心脉晕浮起，心脉晕稍瘦，按之脉气上举无力；右寸下肺脉晕浮起，肺脉晕稍瘦，按之脉气上举无力；左关下胃脉晕沉下而胃形稍瘦；右关下肝脉晕沉下而肝脉晕外形瘦，按之脉气无力；双尺上可及子宫脉晕，形态沉下稍瘦，按之脉气无力。与一诊脉象相比，心、肺、肝、胃及子宫瘦小的形态均有好转。

依据"血虚：细小血中虚"的病性判断原则，患者宏观脉象脉细好转，微观脉象见心、肺、肝、胃及子宫瘦小的形态均有好转，血虚病机明显好转。

从上述分析来看，太阳太阴合病病机未变，治疗重点仍在太阴血虚病机。

拟方：当归建中汤加阿胶、熟地黄、鸡血藤 10 剂。阿胶、熟地黄、鸡血藤均为补血佳品，意在加强滋补效果。

**三诊：2019 年 8 月 2 日。**

"主任，这次好多了，头不晕了，还约同学出去玩了，比以前精神多了！"患者妈妈开心地笑着。真是病在儿身，痛在母心。

"血红蛋白 89g/L，又长了 21g，你要让她多吃点，特别是猪肝、瘦肉、鸡蛋。多休息，别累着！"

"她吃一点就饱了，我也想让她多吃，可她说吃多了就恶心。"说着，患者妈妈又露出了忧虑的神色。

脉象上，与二诊对比，宏观细脉及微观脉象的瘦小脉晕进一步好转，说明血虚病机在持续改善。从血红蛋白的检查水平来看，贫血状况也在好转。

微观脉象中有一个重要特征，即各脏腑脉晕按之脉气无力。依据"气虚：虚软无力气，塌陷无力气虚弱"的病性判断原则，患者脏腑脉晕按之脉气无力，属气虚病机。

综合上述分析，患者太阳太阴合病，目前为太阳表虚合太阴气血双虚证。首选炙甘草汤，但考虑炙甘草汤中含有治疗阳明病机的药物如火麻仁、等泻下成分，我们酌情去除，并加鸡内金以建中消食。

拟方：炙甘草汤去火麻仁加鸡内金，10 剂。

**四诊：** 2019 年 8 月 12 日。

"主任，这次好很多了，能吃，胃口好，精神也好！"患者妈妈又开心地笑着说。

"血红蛋白 106g/L，现在是轻度贫血了，但还是属于贫血范围，不能完全算正常。可能后面就会来月经。"

"哦，我都把这事忘了，那就太好了。不用再吃那个催经的药了吗？"

"贫血好了，一般月经就会正常来。"

脉象进一步好转，症状及临床检查均进一步好转。守方 15 剂。

后续：2019 年 9 月 1 日微信联系。血红蛋白 120g/L。患者已到高校报到上学，月经也于 2019 年 8 月 21 日来潮。一切恢复正常，大学生开心地上大学，迎接新的学习生活。

## 回顾病案

本案例为贫血闭经案例。临床上闭经的案例非常多见，特别是多囊卵巢综合征闭经或卵巢功能早衰闭经。像本案例的贫血闭经，在当今物质丰富的年代实属罕见。

目前，西医理念中，一看到闭经，多以建立人工月经周期为目标。实际上，贫血导致的闭经，只要贫血恢复，闭经自然会恢复正常，无须给予催经药。

本案例也基于这样的治疗理念，首先致力于恢复贫血状态。当贫血得到纠正，月经如期来潮。但本案例的意义不仅在于此，更在于观察到典型的血虚病机微观脉象在治疗前后的变化，总结出血虚病机与"瘦小"的脏腑脉晕之间的直接关联，从而得出微观脉象血虚病机的口诀："瘦小血中虚。"

本案例治疗时间较长，从初诊的 7 月 11 日到后续的 9 月 1 日，跨越了近两个月的暑假。有人认为这样的治疗疗效值得炫耀吗？实际上，我们的案例并非用来炫耀，而是为了总结典型病机脉象而分享。当然，贫血的治疗需要一个过程，血红细胞的生长也需要时间。毕竟，一口吃不成胖子。

本案例从宏观脉象的细脉恢复过程来看，变化并不特别明显。但从微观脉象来看，各脏腑脉晕从之前的"瘦小"形态逐渐变得饱满，直至恢复正常。好像脉中的人从一个缩小的"小瘦人"慢慢变成了"小胖人"。这个过程非常形象且直观。虽然真正的人在面前并未变胖，但体内的"气血之人"却逐渐壮硕！

因此，完善血虚病机脉象口诀为："血虚：细小血中虚，瘦小血中虚。"

# 案三十三　小脉阴津亏，纤瘦阴津亏

"小脉阴津亏"是我们总结的阴津亏虚的宏观脉象特征。但阴津亏虚是一个跨越二经的概念，通常阴虚亏虚会同时出现阴虚火热，即太阴阳明合病，既有太阴病的阴津（精）亏虚证，亦有阳明病的里热证表现，临床上显得比较复杂。

除了症状复杂外，阴津亏虚的宏观脉象也较难辨认，需要较深的脉象功底。因为阴津亏虚的主要脉象是"小脉"，即脉管径比细脉更细的脉象。理论上，普通脉→细脉→小脉→微脉，脉管径逐步变细。

但在临床操作中确有难度，因为无法量化。人体高矮胖瘦各异，脉象本身就无法实行非常标准的宽度。既然最初的正常脉象无法实行标准宽度，那么细、小、微就是相对的，这是临床事实。

作为中医人，要努力克服并灵活采集脉象，正如外科手术时只能参考标准解剖学，而无法按标准解剖学去衡量一样。

既然小脉的把握是相对的，而且只有相对模糊的宽度及可能在微小判断上的误差，那么微观脉法能否在这方面进行较大幅度的弥补呢？答案是肯定的。

让我们通过以下病例来看看微观脉法如何呈现阴津亏虚脉象。

## 病案举例

笔者曾治疗一例更年期综合征失眠案例。初诊：2019 年 9 月 21 日。

患者范某，女，49 岁，以"闭经伴失眠烦躁 6 月余"为主诉就诊。这位患者是笔者同仁朋友的母亲。该朋友在西医三甲医院工作，针对更年期综合征，他们通常大量使用雌激素和安定药，偏偏所有的患者在他手中都搞得定。

然而，对于自己的母亲，他却一直束手无策。万般无奈之下，他选择了中医，并找到了我。这天，他带着母亲来到了我们的小诊所。

通过问诊，我们可以清晰地了解到患者更年期综合征的典型症状。诊断上并无困难，关键在于用药及疗效。

"半年前已经停经了，从停经的第二个月开始就一直很烦躁，睡不着觉，脸上还一阵阵发热。越是睡不着，心里越烦，坐立不安，整个人像疯了一样。"她说话时紧绷着脸，显得非常焦虑。

"你家张主任没给你开药吃吗？"我似乎问了个多余的问题。

"他早就开药了，但吃了药后能睡，早晨醒后却感觉浑身不舒服，走路都不稳，东倒西歪的。而且身上不知道哪里不舒服，又酸痛又软绵绵的。"她明显带着抱怨的口吻。

"你吃的应该是安定吧，可能是宿醉效应，有些人可能会有这种感觉。"我试图解释。

"不行不行，没吃还好点，吃了感觉更难受。而且我一直说身上热、烦躁，他就给我开黛力新（氟哌噻吨美利曲辛片）。我吃得也很不舒服，我还百度查了那个药，我儿子是不是把我当神经病了？"她继续抱怨道。

"没有没有，那是抗抑郁药！吃了症状会稳定下来的。"我帮忙解释道。

"您帮我看看吧，那些西药我都不适用，都不对症，也都没效果！看看中医有什么办法？真的很难受，他们都不相信，说检查又没事！把我当神经病！我又没精神病！"这边本地说的神经病就是精神类疾病，一用到跟这沾边的药，大家都很忌讳、排斥。

**脉诊。**

宏观脉象：双寸长而细小数。左关沉细小。

微观脉象：左寸下可及心脉晕，心位前移（远心端），心脉晕形瘦小，搏动无神，心率较快，心脉晕按之上举有力，心前区及心脉晕久候有灼热指感。左关脾胃脉晕沉下，形瘦小，按之上举稍无力。

## 经方脉法思路分析本案

宏观脉象：双寸长而细小数。左关沉细小。

微观脉象：左寸下可及心脉晕，心位前移（远心端），心脉晕形瘦小，搏动无神，心率较快，心脉晕按之上举有力，心前区及心脉晕久候有灼热指感。左关脾胃脉晕沉下，形瘦小，按之上举稍无力。

依据"实热：洪大滑数热，指下有力实。形大饱满有力实，指下灼热热"病机判断原则，患者宏观脉象出现左关沉细小脉，微观脉象见灼热指感脉象，均属实热病机。

依据"里证：沉脉病入里。形沉病入里""小脉阴津亏"病位病性判断原则，患者宏观脉象出现双寸细小数，双关尺沉细小脉。微观脉象见心、肺、胃形皆瘦小，知病位在里，属阴津亏虚病机。

再依据"太阴病：里虚里寒，虚弱太阴""阳明病：里实里热，实大阳明"六经判断原则，患者出现实热病机及阴津亏虚病机，为阳明太阴合病。

综合以上宏观、微观脉象，患者为阳明太阴合病，即阳明里实热证合太阴阴津亏虚证。

依据六经常用经方，符合上述病机的又以失眠烦躁为主症的可选用黄连阿胶汤。

拟方：黄连阿胶汤，5 剂。

**二诊：2019 年 9 月 26 日。**

记得这是一个周四的早晨，张主任带着他妈妈早早来诊。周四早上不是要查房吗？难不成他请假了？记得张主任在科室里是中层干部，请假颇为不易。况且，他们属于教学医院，早上要带学生查房的。

"你不用查房吗？还是已经查完了？"我抬头先问张主任。

"要查房，我交代了我们组的林主任先带着，才来找您！我看她精神状态好点，没那么烦躁了，您再给调调！"张主任今天口气明显客气许多，但中医在他们眼里只是调理，根本不是能治病的。这怪不得他，大环境如此！我们平常聚会，从不敢谈中西医，怕引起中西医纷争，那是一个没有结论的话题！

"主任，我这两天睡眠虽然没什么改善，但是能静得下心来，没那么烦，脸上也没那么热了，但这个药吃了有点拉稀。"今天看患者脸上明显没那么潮红，讲话口气也没那么急躁，看来是有所好转。

**脉诊。**

宏观脉象：双寸长而细小。左关沉细小。与一诊脉象相比，数脉消失。

微观脉象：左寸下可及心脉晕，心位前移（远心端），心脉晕形瘦小，搏动无神，心脉晕按之上举有力，心前区及心脉晕久候的灼热指感减少。左关脾胃脉晕沉下，形瘦小。按之上举稍无力。与一诊脉象相比，心前区及心脉晕灼热指感脉晕减少。

依据"实热：洪大滑数热，指下有力实。形大饱满有力实，指下灼热热"病机判断原则，患者宏观脉象数脉消失，微观脉象心前区及心脉晕灼热指感脉晕减少，均属实热病机好转迹象。

依据上面分析，依旧属阳明太阴合病，病机好转，大方向未变，黄连阿胶汤依然可用。鉴于睡眠并未明显改善，加安神之合欢皮、夜交藤。

拟方：黄连阿胶汤加合欢皮、夜交藤，5 剂。

**三诊：2019 年 10 月 1 日。**

这一天清晨，患者独自一人来诊，她儿子今天应该没空。她显得有些孤单，默默地坐着。

"主任，您也上班呀！您不是自己开诊所吗？可以休息吧，自己做主。"她既惊讶又好像意料之中。

"张主任也上班吧？"

"是啊。没日没夜，没有节假日。他爸爸当初死活让他当这个医生，看他累的。"患者满脸的心疼，母子连心啊！

"这两天感觉怎么样？好点没有？能睡多久？"我切入正题。

"睡觉感觉还是老样子。能睡 1 个多小时吧，之前也差不多。就是心态比较平稳，不烦躁，能坐得住。脸上也不热了。"她略有所思，认真地回答着。

**脉诊。**

宏观脉象：双寸小，左关沉小。与二诊脉象相比，细脉消失，代之以小脉。

微观脉象：左寸下心脉晕形纤瘦，搏动无神，心脉晕按之上举有力，心前区及心脉晕灼热指感脉晕进一步减少。左关脾胃脉晕沉下，形纤瘦。按之上举稍无力。与二诊脉象相比，心脉晕及脾胃脉晕变得纤瘦，而心前区及心脉晕灼热指感脉晕进一步减少。

依据"实热：洪大滑数热，指下有力实。形大饱满有力实，指下灼热热"病机判断原则，三诊患者微观脉象心前区及心脉晕灼热指感脉晕进一步减少，而宏观脉象已然没有热象，实热病机虽然存在，已不明显。

现在有比较明显变化的是宏观脉出现小脉，微观脉象出现心、脾、胃脉晕形态纤瘦。

依据"小脉阴津亏"病位病性判断原则，患者宏观脉象出现小脉，属阴津亏虚病机。而之前的阳明脉象已经不甚明显，说明目前主要的病机转化为太阴病阴津亏虚证。

这里还有个独特的微观脉象："心脾胃脉晕形态纤瘦。"需要做出解读。

我们依据小脉的形成原理，它属于脉管中阴性物质以及津液的大量亏损，血管充盈度大幅度下降，脉管缩紧，导致脉管径极小而形成小脉。

既然阴津亏虚会导致脉管充盈度大幅度下降，根据血虚病机的研究经验，我们认定，阴津亏虚也会导致脏腑脉晕大幅度缩小，从而出现"各脏腑形态纤瘦"的脉晕特征现象。

基于以上的推理，我们判定，目前患者病机乃属阳明太阴合病，但以太阴阴津亏虚为主要病机，兼合阳明里热。

依据上述病机判断，可选用百合地黄汤与百合知母汤。百合地黄汤偏于太阴，百合知母汤偏于阳明，但两者主要都属于太阴病方剂，可合而用之。

拟方：百合地黄汤合百合知母汤，5 剂。

**四诊**：2019 年 10 月 6 日。

"主任，这几天我感觉好多了！"患者眉宇少有地舒展了。

"能入睡多久了？"

"这 5 天来，睡眠逐渐好转，昨夜入睡了 5 个多小时了！谢谢您，主任！当初的日子可太辛苦了，生不如死！"她长叹一口气。

"没事，现在挺好，会越来越好！"

"还是中医好啊！我让我儿子也来学学中医吧！"

"哈……"（心想）让一个正统的西医家庭来学中医，那可难了！

**脉诊。**

之前微观脉象中有"心脾胃脉晕形态纤瘦"，如今逐渐饱满起来。脉象的神奇让医者心生感动！可见百合地黄汤合百合知母汤，滋补了太阴阴津，脏腑阴津液得到充盈，逐渐恢复了正常形态。

病情病机好转，大方向未变，方剂未变，守方继进 10 剂以善后。

后续回访：四诊 10 剂药后，患者每夜可入睡 6 个半小时以上，诸症皆愈。

## 回顾病案

本案例为更年期综合征失眠案例，在中医临床中尤为多见，是中医的优势病种，想必大家都不陌生。但在辨证治疗上，仍需避开诸多误区。

本案例初诊时，呈现出阳明太阴合病，伴有明显的数脉、灼热脉等阳明热象。我们选用了黄连阿胶汤，既能清阳明里热，又能滋补太阴津液亏虚，一方而合治两病，选方精准。患者服药后，烦躁、潮热等症状迅速缓解。

然而，二诊、三诊时病机发生转变，阳明里热不再明显，而太阴阴津亏虚更为突出。我们根据脉象特征分析，发现脏腑脉搏形态纤瘦亦属阴津亏虚病机。据此，我们选用了百合地黄汤合百合知母汤，取得了安神入睡的良好疗效。

再次验证，百合地黄汤合百合知母汤用药后，微观脉象发生显著变化，纤瘦的脏腑脉晕形态逐渐饱满。这进一步证实了此微观脉象确属阴津亏虚病机。

由此，我们完善了阴津亏虚病机脉象诊断口诀："津液虚：小脉阴津亏，纤瘦亦阴亏。"

# 案三十四　太阳病脉

人体外层皆为表，瘦软无力为虚，实硬有力为实。

在阅读《伤寒论》时，最令人费解的莫过于六经辨证。历代流传下来的《伤寒论》著注解浩如烟海，可达两万五千余种，争论焦点往往集中在六经之实质。

关于六经实质，虽仁者见仁，智者见智，但真理终归唯一。我们认为，伤寒六经之本质只能有一个。

那六经的本质是什么？六经则是八纲辨证加半表半里病位的总和。此论断基于临床高效验证，不容置疑。

以八纲辨证加半表半里病位的方法解读六经（简称八纲解六经），可迅速理清《伤寒论》中六经及各条文之脉络，并有效应用于临床，取得良好疗效。

本文正是贯穿八纲解六经的方法，并以此为基础构建六经脉法。

所谓太阳病脉，即太阳病所体现的脉象。太阳病，乃病位在人体表层、病性反应为阳性的疾病。基于我们对太阳病的定义，我们寻找相关特征性脉象。

在宏观脉法中，根据太阳病定义，我们寻找到相应的太阳病宏观脉象：确定了"太阳病：表实表虚，实浮太阳"的脉象口诀，认为脉位在浮层，脉象偏向实性者均为太阳病脉，可进一步细分为表实证与表虚证。此定义在以往实践中被证实可靠。

然而，尽管宏观脉象在表达太阳病时具有较高可靠性，但仍有一部分太阳病无法完全通过宏观脉象展现。因此，我们需要借助微观脉象来完善太阳病的诊断。

基于太阳病病位在表的思路，我们推测，若太阳病变位置在表，则微观脉法以其形象和图腾式的解读方式，能更形象地体现太阳病脉象。

在微观脉法中，哪些部分能体现病位在表呢？显然，是人体皮肤腠理、肌肉等。凡是覆盖在人体表面、外层的，多为太阳之表。只要微观脉象体现出这些部位的脉晕特征，便可断定为太阳病脉象。

例如，《伤寒论》第 31 条述："太阳病，项背强几几，无汗恶风，葛根汤主之。"其中"项背强几几"便是颈椎及颈椎后侧肌肉筋膜层痉挛强直的表现，与太阳病脉象相呼应。

如此，我们便能将太阳病脉象、临床症状与方证紧密相连，形成一系列贯通的诊疗体系。

为更直观地理解太阳病脉象，下面举一葛根汤治疗颈椎病头痛颈强的案例与大家分享。

## 病案举例

笔者曾治颈椎病头痛颈强案例。初诊：2020 年 1 月 18 日。

患者姚某，男，19 岁，因"头痛颈强 8 月余"来诊。

患者为年轻运动员，是鼎鼎有名的拳击小将。在我们印象当中，运动员天天运动，应该身强力壮，没什么病才对。其实不然。省队里边各个运动员几乎都有运动伤，他们身上所有的伤痛不比正常人少，这位姚某也一样。在一次参加比赛之前，他们集中高强度训练，但因炎热气候影响，体力、精力、毅力均受严峻考验，终致此病。

也就在这个时候，有一天集训回来，他觉得头部、颈部隐隐作痛。作为运动员，伤痛难免，他并不在意。但头颈疼痛日渐加重，丝毫没有好转的迹象。

随队的医疗队伍，立即进行了专业的相关检查。发现颈椎的 X 光、磁共振均正常，颅脑核磁共振也无异常。随后配用了芬必得等消炎止痛药，并辅以中药服用。

患者服用 1 周后病情有所好转，但停药 3 天后又复发。之后进行了相应的理疗，也有所缓解，但过后又复发。经人介绍，他前来我处求诊。

一入门诊，他人高马大，省队运动员的身份，果然名不虚传！

"医生，医生，救命啊，头都痛了好多月了！"小伙子表述起来颇为幽默，一进门诊就高喊救命，让所有人都忍俊不禁地看着他。可能常常在聚光灯下，他很享受这种成为焦点的感觉。

"很痛吗？还救命呀！"我也笑了。

"这痛、这痛、这也痛！"他不断地比划着，同时扭转着脖子，嬉皮笑脸地说着，让人感觉他像是在开玩笑，不像真的那么痛。

"真的痛吗？痛多久了？什么原因开始的？影响睡眠吗？有发热怕冷吗？"我确认他确实头痛后，开始专业地问诊。

"连续地痛，应该有八九个月了！我们拳击天天被打，但是有戴头盔，一般不伤里面。脖子也酸痛，检查又说没问题，真是怪事！"他满脸疑惑，一脸不可思议。

"检查有盲区，有病不一定能检查出来。没检查出来的，但你确实有痛苦，也是病，也得解决。"我一边解释，一边进行科普。

"对对对，我确实头痛，我有病！呵！我有病？不不不，我没病！哈哈！医生，你把我绕进去了。"全场哄堂大笑。

年轻真好！讲讲话，氛围就很好。

**脉诊。**

宏观脉象：双寸浮，左寸浮紧，右寸浮而长。

微观脉象：右寸中桡侧颈椎脉晕浮起且指感偏硬。久候之，颈椎外侧呈现夹心饼样肌肉脉晕，透冰冷手感，脉气内敛而收紧。双寸上，特别是右寸上之颅脑脉晕之颅脑边缘呈现弧形弦边脉。

## 经方脉法思路分析本案

宏观脉象：双寸浮，左寸浮紧，右寸浮而长。

微观脉象：右寸中桡侧颈椎脉晕浮起且指感偏硬。久候之，颈椎外侧呈现夹心饼样肌肉脉晕，透冰冷手感，脉气内敛而收紧。双寸上，特别是右寸上之颅脑脉晕之颅脑边缘呈现弧形弦边脉。

依据"表证：浮脉病在表。脏浮病在表"病位判断原则，患者宏观脉象出现双寸浮，左寸浮紧脉；微观脉象见桡侧颈椎脉晕浮起，均为病位在表。

依据"实寒：弦紧大实寒，缓而有力实。形大饱满有力实，指下冰冷寒"病性判断原则，患者宏观脉象出现左寸浮紧脉；微观脉象见颈椎外侧呈现夹心饼样肌肉脉晕、透冰冷手感脉象，皆为实寒病机。

再依据"太阳病：表实表虚，实浮太阳"六经判断原则，患者出现表实寒病机，属太阳病表实证。

综合以上宏观、微观脉象，患者为太阳病表实证。

依据六经常用经方，符合上述病机的，首选用葛根汤。

拟方：葛根汤，5 剂。

分析至此，病情病机均已明确，且为特别单纯的太阳表实证。既未合病，又无湿、瘀夹杂。按理说病情简单明了，不至于迁延至今。

再回顾前面的中医治疗，我们细看了前医的两个主要方剂：天麻钩藤饮和血府逐瘀汤。

天麻钩藤饮用于肝阳上亢的头晕之症。前医可能认为患者有头晕且脉长有力，为血气方刚之青年，应为肝阳上亢之症，故用此方以平肝潜阳。

但从八纲六经角度看，肝阳上亢多有头晕、耳鸣、头目胀痛、头重脚轻、腰膝酸软等上实下虚症状，而本患者无明显下虚之症，且肝阳上亢多有弦脉，与本案不符，故无效不奇。

血府逐瘀汤为清朝王清任之活血化瘀名方。前医用此方可能认为患者为运动员，跌打损伤难免，应有瘀血。但患者既无刺痛，也无局部瘀肿，更无舌质瘀斑及涩脉之症，何来瘀血病机？此推理缺乏根据，自然难以奏效。

无论是依据病因还是症状推理，均可能出错。唯有依据脉象变化进行辨证论治，才能有据可依，步步为营，谨守病机，各司其属。

症状如河流之水，有漩涡，有暗流；脉象如河流之石，摸着石头过河，再湍急的河水也不易将人冲散。经方脉法的每一个脉象、每一个诊断口诀，都如同河中之石，让人手摸着有形，脚踏了有路，踏实前行。既有依据，又有方向，辨证自然能达胜利之岸。

让我们以疗效说话，且看二诊。

二诊：2020 年 1 月 23 日。

"医生好，好多啦！您真厉害，这次我少挨打了许多！"小伙子如约而至，非常开心地笑着。

"你怎么会挨打呢？"他虽在谈病情，我却对"挨打"二字特别感兴趣地问。

"我是练拳击散打的，脖子痛，不灵活，闪躲不及，自然就被打了。"他揪着脸做出极其痛苦和冤枉的表情，又引来旁边一阵哄笑。

"哦！脖子不灵活还会挨打！那你早该来找我，不至于被打这么久！"我调侃道。

"是的，我这两天要加强训练，我要打回去！"他咬紧牙关，挥动着拳头，在空中狠狠一击，空气中的回声让我感受到专业拳击手的力量，这绝不是虚的!

脉诊。

宏观脉象:双寸浮,左寸浮紧。相比一诊脉象,右寸浮而长脉象消失。

微观脉象:右寸中桡侧颈椎脉晕浮起且指感偏硬。久候之,颈椎外侧呈现夹心饼样肌肉脉晕,双寸上,特别是右寸上之颅脑脉晕的颅脑边缘呈现弧形弦边脉。

相比一诊脉象,颈部透冰冷手感及脉气内敛而收紧的脉象均消失。

依据"实寒:弦紧大实寒,缓而有力实。形大饱满有力实,指下冰冷寒"的病性判断原则,患者宏观脉象右寸浮而长脉象消失,微观脉象见颈椎外侧颈部透冰冷手感及脉气内敛而收紧脉象消失,均为实寒病机好转之象。

虽患者自觉明显好转,但浮紧脉及颈椎外侧呈现夹心饼样肌肉脉晕均未消失,说明病情仍存在并未痊愈。然表实寒病机大方向未变,宜乘胜追击,加强治疗!

拟方:葛根汤加羌活、桑枝,5 剂。

羌活、桑枝走头颈部、发表散寒,以增强葛根汤治疗上焦头颈症状之功效。

**三诊:2020 年 1 月 28 日。**

"医生,我全部好了,我带一位师兄来找您看一下!"患者竖着大拇指,一脸钦佩的表情。

脉诊。

宏观脉象:双寸脉平。

微观脉象:右寸及双寸上脉平。

相比二诊脉象,诸脉已平,无须继续服药。


## 回顾病案

本案例为颈椎病伴头痛颈强案例,此类案例在中医临床中虽常见,但其在太阳病脉象中的代表性不容忽视。

我们简要回顾患者的病史。该患者仅表现为颈部外寒症状,却历经 8 个月治疗。其间,患者不仅服用了西药,还尝试了多种中药,并完成了包括颈椎 X 光片及颅脑 MRI 在内的多项医疗检查，均未发现明显阳性结果。

8 个月里，患者使用的两种主要中药方剂：血府逐瘀汤、天麻钩藤饮，均为中医方剂中的经典之作。然而，患者病情并未因方剂之名而有所好转，反而迁延不愈。

这是否意味着中医经典方剂有问题？还是使用的适应证存在偏差？

显然，问题在于使用的适应证不当。即便再好的方剂，若未能正确应用，亦难奏效。

《伤寒论》载有 113 方，被誉为经方，其神圣高效自不待言。但投方必效之说，显然过于绝对。有人因此而对经方失去信心，实为可惜！

那么，如何高效使用经方？这是摆在我们面前无法回避的课题。

我们的经方脉法应运而生，旨在通过条理分析，快速找到正确的大方向和方证，实现一方中病。虽未必能覆杯而愈，但其有效性和高效性却屡经验证。

回顾一诊，我们通过经方脉法的分析，明确了患者患有非常单纯的太阳病表实证。一诊中，一剂葛根汤即见成效。

如此高效的诊疗，得益于精准的六经方证辨证。而精准的六经方证辨证，则建立在正确的经方脉法辨证基础之上。

所谓经方脉法，初衷即为服务于六经辨证。其特色在于，一把脉即能清晰地反映六经辨证的结果。

何为太阳病脉？

口诀云："太阳病：表实表虚，实浮太阳。人体外层皆为表。瘦软无力虚，实硬有力实。"

# 案三十五　少阴病

少阴病为表阴病，即病位在表、病性为阴的疾病（六经概念均师承于冯世纶教授的胡－冯六经八纲经方医学体系）。

在经方脉法的探讨中，我们将少阴病进一步定义为：病位在表、病性为虚寒的疾病。有了这一定义，我们才能更准确地探讨少阴病的内涵和外延，使诊断和治疗具有可操作性和可重复性。

依据上述定义，我们制定了少阴病的宏观脉法口诀："少阴病：表虚寒者，虚浮少阴。"此口诀明确了少阴病脉为浮脉且病性为虚性。依据这个口诀，可以在很大的范围内规定了少阴病的大方向，不会错。但是，表虚脉象较多，细、小、微、弱、迟、缓、无力脉均为虚脉。单纯定位为虚浮之脉仍显宽泛。

为了更精准地诊断少阴病，我们需要借助微观脉法进一步精细化地对少阴病进行定义。特别是少阴病为虚寒证，宏观脉象往往难以充分体现寒象病机，而微观脉法则能很好地补充这一不足。

在临床实践中，我们明确"寒性冰冷"为寒性病机的微观脉象特征。少阴病的表虚寒证恰具"寒"性特点，与"寒性冰冷"原则相吻合。

因此，我们拟定了少阴病的微观脉法口诀："少阴病：人体外层皆为表。纤细柔软虚，塌陷冰冷寒"，此口诀在后续少阴病的诊断中发挥了关键作用。

## 病案举例

笔者曾治一腰痛案例。初诊：2020 年 5 月 5 日。

患者林某，女，28 岁，主诉为"腰痛 3 个月余"。3 个月前（即 2 月），正值初春时节，泉州虽已入春，但天气仍冷。患者可能因防寒不当，在降温后第二天突感腰痛。初时未予重视，但症状持续加重，遂于当地三甲医院正骨医院求诊。经检查诊断为腰肌劳损，给予双氯芬酸钠缓释片、强筋壮骨片及中药治疗。然病情稍有好转后又反复如初。

于是，1个月前，患者转诊至当地某伤科诊所。观其药方，包括肾气丸、桂枝茯苓丸等，并辅以杜仲、骨碎补、枸杞子等药物，同时结合外用膏药、推拿理疗等治疗手段。病情曾一度好转，但1周后再次复发！

情绪几近崩溃的她，经人介绍转诊至我处。

腰痛疾病常见于经年累月的病例中，尤其多发于重体力劳动者。若患者疏于治疗且因工作繁忙无法充分休息，则病情往往更为严重。因此，患者一进门便主诉腰痛持续3个月，实属常见。

然而，当我进一步了解后得知，患者并未从事重体力劳动，且已接受过医院专科治疗，但病情非但未见好转，反而反复发作，这让我感到十分惊讶。

接下来，让我们来听听她对病情的详细描述。

"我这老腰啊！站上半个小时就酸痛得受不了！必须得躺下才行！我出门都随身带着枕头，坐在车上也得用枕头靠着腰才能稍微舒服点！"她满脸忧愁，一脸委屈地说。

"你在医院不是做过检查吗？能不能拿给我看看？"我问道。

"有做过腰椎的核磁共振，但医生说腰椎没问题，所以我就没带过来。"她一脸无辜地回答。

"那你站着的时候痛得厉害吗？能弯腰吗？来，试着弯弯腰给我看看！"我一边问诊，一边示范，让她做出腰部的各种动作。我发现她前屈弯腰、后伸等腰椎活动范围均良好，功能并无障碍。

"你这腰的柔软性还挺好的呀！也能弯腰，怎么就单纯痛得厉害呢？脚会痛吗？"我接着询问。

"脚都不痛！是的，我能弯腰的！别人腰痛得都弯不下腰，但我真的很奇怪，就是一直痛！"她又是一脸委屈的表情。

**脉诊。**

宏观脉象：双寸脉浮缓而细微。

微观脉象：右寸下肺脉晕浮起，肺脉晕外形纤瘦而弱，肺表柔软，久候有冰冷指感。左寸下心脉晕浮起，心脉晕外形纤瘦而弱，心搏无神，搏动缓慢而迟，按之脉气无力上举。双尺下桡侧缘可触及"柔软扁竹片样"肌肉脉搏，久候有冰冷指感。

### 经方脉法思路分析本案

宏观脉象：双寸脉浮缓而细微。

微观脉象：右寸下肺脉晕浮起，肺脉晕外形纤瘦而弱，肺表柔软，久候有冰冷指感。左寸下心脉晕浮起，心脉晕外形纤瘦而弱，心搏无神，搏动缓慢而迟，按之脉气无力上举。双尺下桡侧缘可触及"柔软扁竹片样"肌肉脉晕，久候有冰冷指感。

依据"表证：浮脉病在表。脏浮病在表"的病位判断原则，患者宏观脉象出现双寸浮脉，微观脉象见心肺脉晕浮起，均表明病位在表。

依据"虚寒：细小微弱虚，迟缓弦虚寒。瘦小塌陷无力虚，指下冰冷寒"的病性判断原则，患者宏观脉象缓而细微，微观脉象见心肺外形纤瘦而弱的脉晕及"柔软扁竹片样"肌肉脉晕伴冰冷指感，均符合虚寒病机。

依据"少阴病：表虚寒者，虚浮少阴"的六经判断原则，可判定患者为少阴病表虚寒证。

综合以上宏观、微观脉象分析，患者诊断为少阴病。

依据六经常用经方，符合上述病机的首选方剂为麻黄附子甘草汤。

拟方：麻黄附子甘草汤，5 剂。

依据经方脉法思路分析，本案病情病机已十分清晰，为单纯的少阴病。在六经病中，表证的判断原则尤为重要："人体外层皆为表。"即在微观脉象中，只要脉象显示出人体外表层的肌肉、皮肤、腠理特征，即可定位病在表层。如本案双尺下桡侧缘触及的"柔软扁竹片样"肌肉脉晕。双尺桡侧缘则为人体后背腰肌所在，为人体之表层。如同宏观之浮脉，故定位为"表"。

同理，无论是头部的表层脉晕、颈肩背部的表层脉晕，或是在胸前及腹部的脉象，只要呈现出人体外表层的肌肉、皮肤、腠理特征，均可判定为病在表层。而若脉象显示为脊柱的脉晕而非肌肉皮表之脉晕，病机出现不同吗？是的！倘若出现了脊柱的脉晕特征，则病位偏向"里"。对于胸痛或腹痛等症状，若脉象不呈现皮肤肌肉腠理之表层特征，而是出现心或胃等脏腑脉象，则表明病在太阴之里。

微观脉法能够精确分辨病之表里深浅，使病情一目了然！

如上述所举例胸痛，表证固然少见，只要指下呈现表象，则可以

"汗"解表。若如上述所举腹痛，表证亦少见，但若指下呈现表象，亦可解表治之。

如此一来，病之深浅，表里一目了然，条理清晰，不再差错，不再迷茫。

回顾前医所用方剂之所以无效，皆因辨证失误所致。以肾气丸为例，其为厥阴之方，适用于病在半表半里且有上热下虚寒之病机特性的患者，其虽然也可以表现为腰酸背痛、双腿无力等下虚寒症状，但同时也会表现出手足心热、口渴咽干、烦躁失眠之上热证。

而本案患者显然不符合此证型。桂枝茯苓丸虽可用于太阳表虚夹瘀之证，但亦有兼夹阳明太阴之说，固然主要以太阳表虚夹瘀之证为主。本案之少阴证，固然不符合，但前医无经方脉法之加持，亦很难分辨太阳表虚及少阴病之表虚寒证。前医可能更注重的是瘀血之说而选用桂枝茯苓丸。可惜无效，因辨证之谬。

再看前医，又用强筋壮骨片及杜仲、骨碎补、枸杞子等药物，多以温补太阴为主，亦非本案所需。看来前医认为病在太阴，药从太阴，因此，前医之误诊在所难免。

从上面用药分析来看，前医的辨证思路有辨在太阳表虚的，有辨在瘀血的，还有辨在太阴的，思路显得混乱，均未得出明确的结论，如同在试药一般。而从我们经方脉法的思路出发，就能摆脱这种仅凭症状或病因推理所得的不确定辨证结果。我们可以依据脉法，进行逐层分析，从而得出非常清晰的辨证结果，实现治疗的有效甚至高效。

那么，依据经方脉法的思路分析本案，我们所得的结果为少阴病之麻黄附子甘草汤证。接下来，让我们通过二诊的疗效来验证这一点。

**二诊：2020 年 5 月 10 日。**

"神医啊，真好很多了！怎么早不认识您？白挨了那么多痛苦！我现在站一上午也没问题，正常去上班了。但还有一点点不舒服，我还是来找您调整一下，巩固一下疗效！"患者连连感叹，满脸钦佩之情。

**脉诊。**

宏观脉象：双寸脉浮而细，相比一诊，缓脉和微脉已消失。

微观脉象：右寸下肺脉晕浮起，肺脉晕外形纤瘦而弱，肺表柔软；左寸下心脉晕浮起，心脉晕外形纤瘦而弱，心搏无神。双尺下桡侧缘的"柔软扁竹片样"肌肉脉晕较前有力，久候冰冷指感减轻。与一诊相比，心肺按之脉气无力的现象已消失，"柔软扁竹片样"肌肉脉搏更为有力，久候冰冷指感明显减轻。

依据"虚寒：细小微弱虚，迟缓弦虚寒。瘦小塌陷无力虚，指下冰冷寒"的病性判断原则，患者二诊时宏观脉象上的缓脉和微脉已消失，微观脉象上心肺脉晕按之无力的脉象也消失，"柔软扁竹片样"肌肉脉晕增强，久候冰冷指感减轻，均表明虚寒病机已有好转迹象。

从症状上看，患者明显好转；从脉诊上看，病情也明显好转，但病性仍为少阴病，因此可以守方继续治疗。

拟方：麻黄附子甘草汤，5 剂。

你看，我们一诊的疗效是非常显著的。明确的脉诊方向和诊断辨证方向，带来了显著的疗效。

**三诊：2020 年 5 月 15 日。**

"医生，我全都好了，谢谢您！我想再吃几天药巩固一下，这样更安心！"患者今天汇报情况，还深深地鞠了一躬。

正如她所说，如果早点认识我，病就能早点好，也不用受那么多苦。但有时候医患关系确实讲缘分，这就是所谓的"医生缘，主人福"。

**脉诊。**

宏观脉象：诸脉平和。

微观脉象：诸脉亦平和。与二诊脉象相比，最明显的是"柔软扁竹片样"肌肉脉晕完全消失，表明表证已解。

遂告知患者：诸脉已平，无须继续服药。

## 回顾病案

本案例为腰痛案例，在中医临床中较为常见。我们使用的麻黄附子甘草汤是少阴病的典型代表方。这一常见病例与典型药方的结合，往往能揭示出最为典型的医学真理。

从本案的一诊到二诊的分析中，我们始终围绕着一个微观脉法表证的原则："人体外层皆为表。"在微观脉法中，人体外表层的肌肉、皮肤、腠理所呈现的脉晕，是判断表证的重要依据。医者只要掌握这一典型的脉晕特征，就能明确判断为表证。

但问题也随之而来：在胡－冯六经八纲经方医学体系中，太阳病与少阴病同样被视为表证，只是一表阳、一表阴的区别。那么，微观脉法是如何明确区分这两者的呢？

在太阳病中，人体外表层的肌肉、皮肤、腠理所呈现的脉晕，常表现为"夹心饼样"肌肉脉晕；而在少阴病中，人体外表层的肌肉皮肤腠理的脉晕，常常呈现出"柔软扁竹片样"肌肉脉晕。这两者同为肌肉脉晕，却体现出一阴一阳、一虚一实的不同。实者（阳）"夹心饼样"指下肌肉脉晕粗大而实；虚者（阴）"柔软扁竹片样"指下肌肉脉晕扁平而柔软且虚。

如此一来，虚实可辨、表里可辨、阴阳亦可辨。因此有"少阴病：表虚寒者，虚浮少阴。人体外层皆为表。纤细柔软虚，塌陷冰冷寒"的总结。

# 案三十六　少阳病：紧绷隆起成弦滞。
# 上焦轻灼热，中焦瘦营虚

少阳病定义：病位在半表半里、病性反应为阳性的疾病。在经方脉法的实践中，我们对这一定义进行了进一步细化补充：病位在半表半里，病性反应为阳性，包括气机郁滞、上焦阳热及营血亏虚等病机在内。气机郁滞与上焦阳热均为阳性病机反应之一，而营血亏虚则是太阳病陷入少阳病的内在原因之一。

少阳病上焦阳热病机常表现为"口苦咽干、目眩"及"两耳无所闻，目赤"等症状；气机郁滞则表现为"胸中满而烦"及"往来寒热，休作有时"。

《伤寒论》第 265 条明确指出："伤寒，脉弦细，头痛发热者，属少阳。"这提示我们"脉弦细"是少阳病的主要特征性脉象。

在探讨少阳病的宏观脉法时，我们也总结了"少阳病：上热气滞，实弦少阳"的口诀。

这里既定性了少阳病的两个主要病机——上焦阳热和气机郁滞，也明确了"实弦"脉象是少阳病的特征。

值得注意的是，少阳病除了"弦细"脉象，还常与"实脉"兼合，如洪大、滑数等有力脉象。

但"大脉"并不常出现于少阳病中，取而代之的是偏细的"细脉"，这种细脉的特征与少阳病营血亏虚的内在原因密切相关。

《伤寒论》第 97 条详细阐述了这一病机："血弱气尽，腠理开，邪气因入，与正气相搏，结于胁下……"这里的"血弱气尽"即指营血亏虚病机。

综上所述，少阳病的病机远比我们之前探讨的太阳病和少阴病要复杂得多。因此，单纯的宏观脉法口诀难以全面涵盖所有少阳病的病机脉象，而微观脉象的分析则显得尤为重要。

依据"热性灼热"热性病机口诀，我们笃定少阳病上焦阳热病机会出现相应特征的脉象。在众多的临床实践中，我们发现少阳病上焦阳热病机确实呈现"灼热"指感脉象，且此"灼热"指感脉象较为轻微，主要出现在上焦脉位，表现为"轻灼热"的脉象特征。我们将其总结为"上焦轻灼热"。

依据气滞病机微观脉象特征："紧绷隆起成弦滞。"我们发现少阳病气滞病机同样遵循此特征原则，也呈现出"紧绷隆起成弦滞"的脉象特征。

依据血虚病机微观脉象特征："瘦小血中虚。"我们同样发现少阳病在中焦出现"瘦小"脏腑脉晕，从而呈现出"中焦瘦"的脉象特征，由于是营血亏虚所致，我们总结出口诀"中焦瘦营虚"。

我们依据病机与脉象紧密相连的原则，通过探讨、假设、实践，并最终确定了少阳病的微观脉象特征口诀："紧绷隆起成弦滞，上焦轻灼热，中焦瘦营虚。"此微观脉象特征有效地补充了少阳病的宏观脉象，对全面把握和诊断少阳病起决定性作用。

让我们通过举例来进一步认识少阳病的脉象。

## 病案举例

笔者曾治疗一例阵发胸痛案例。初诊：2020 年 5 月 19 日。

患者朱某，女，29 岁，以"阵发胸痛 2 月余"为主诉就诊。患者为独生女，2 年前结婚，婚后不久怀孕并顺利分娩。然而，哺乳期间，或因环境巨变，或因初为人母责任重大，患者与丈夫及婆婆频繁争吵，导致情绪极度压抑，形象大变。

患者自高中时代便与我相熟，是我门诊的常客。但自婚后、孕期至哺乳期，便很少再来。今日一见，其精神状态大不如前，从活泼可爱的小姑娘变成了身材臃肿、蓬头垢面、满脸呆滞的妇女，变化之大，令人惊讶。

我细心地请她坐下，递上一杯清茶，然后小心翼翼地开始问诊。

"宝宝多大了？很可爱吧！"我先从宝宝入手，希望通过谈论孩子来唤起她的愉悦情绪。

"宝贝 8 个月了，很可爱，谢谢医生！"患者提起宝宝，果然露出了笑容。但笑容转瞬即逝，随即泪如雨下，满脸委屈。我迅速递上手纸和茶，试图安抚她的情绪。

"宝宝夜间不睡，闹得厉害，我天天抱着他睡，一放下就哭。我很累，他们又不怎么帮忙。心里很烦，老公也不理解我！"她边哭边说，情绪难以自抑。我强忍心痛，递上纸巾，让她尽情发泄。

"胸闷得厉害，一阵阵痛，憋得喘不过气来！在三甲医院检查又说没事。老公和公婆还说我无事生非，说我是独生女娇生惯养！"她情绪再次失控，跑到卫生间痛哭。其他候诊患者开始窃窃私语。我示意他们回避，以免打扰到患者。

患者回来后，看了一眼环境，情绪逐渐平复。她小声地说了句"不好意思"。

"我看你很委屈，但不管家庭成员怎么样，你总要先顾好自己的身体，才能带好宝宝。胸闷得厉害，做过什么检查吗？有带过来吗？"我终于找到了开口的机会。

"有，你看这是肺部的 CT、心电图、心脏彩超，还有那些血液检查。结果都挺好的。"她虽然年轻且缺乏工作经验，但大学学的是护理专业，讲起病情来还是略带专业口吻。

从她的描述和检查结果来看，已经排除了肺部和心脏的疾病。无须多问，我先进行脉诊。

脉诊过后，我心中已有八分把握。之前的猜想没有错，情绪波动导致的胸闷胸痛并非器质性病变。虽然病情已明，但治疗仍需谨慎。

我们来看前医所用的方药（此处忽略西医西药）：瓜蒌薤白半夏汤、枳实薤白桂枝汤、丹参饮、西洋参三七粉等。然而，根据脉象病机分析，这些方药均非对症之选，难怪无效。

接下来，我们记录下脉象并进行分析。

**脉诊。**

宏观脉象：六脉稍浮而弦细有力。

微观脉象：右关下可及肝脉晕，肝脉晕形稍瘦而稍浮起，表面绷紧而隆起成弦状，按之脉气上举有力；久候有轻热指感。左关下可及脾胃脉晕，脾胃脉晕形稍瘦，胃脉晕表面绷紧而隆起成弦状，按之脉气亦上举有力。

## 经方脉法思路分析本案

宏观脉象：六脉稍浮而弦细有力。

微观脉象：右关下可及肝脉晕，肝脉晕形稍瘦而稍浮起，表面绷紧而隆起成弦状，按之脉气上举有力；久候有轻热指感。左关下可及脾胃脉晕，脾胃脉晕形稍瘦，胃脉晕表面绷紧而隆起成弦状，按之脉气亦上举有力。

依据"半表半里：稍浮病半表"的病位判断原则，患者宏观脉象稍浮，微观脉象见肝、脾、胃脉晕稍浮起，均表明病位在半表半里。

依据"血虚：细小血中虚。瘦小血中虚"的病性判断原则，患者宏观脉象细弱，微观脉象见肝、脾、胃脉晕外形稍瘦，均符合营血亏虚的病机。

依据"气滞：气滞弦有力，紧绷隆起成弦滞"的病性判断原则，患者宏观脉象弦而有力，微观脉象见肝、脾、胃脉晕表面绷紧隆起成弦状，均表明存在实性气滞病机。

再依据"少阳病：上热气滞，实弦少阳。紧绷隆起成弦滞。上焦轻灼热，中焦瘦营虚"的六经判断原则，患者符合少阳病的诊断原则：病位在半表半里、存在实性气滞阳性病机及营血亏虚病机。

综合以上宏观与微观脉象，患者确诊为少阳病。

依据六经常用经方，符合上述病机的，首选小柴胡汤。

拟方：小柴胡汤，5剂。

病情依据分析经方脉法思路至此，病机已十分明朗，即少阳病小柴胡汤证。

那前医为何会出差错呢？让我们一一分析。

先看瓜蒌薤白半夏汤。本案患者以"阵发胸痛2月余"为主诉就诊，从主诉看，很像胸痹之证。且《金匮要略·胸痹心痛短气病脉证治》曰："胸痹不得卧，心痛彻背者，瓜蒌薤白半夏汤主之。"症状确如条文所言。

但瓜蒌薤白半夏汤适用于太阴阳明合病夹水饮气滞病机，以太阴病为主，患者应有气短、乏力之症，虽有弦脉，却常伴尺脉沉或迟缓之脉，与本案显然不符。前医误用可能仅抓住主诉而套用，全无辨证之精神。

再看枳实薤白桂枝汤。本案患者有胸痛之症，从症状上看亦甚符合枳实薤白桂枝汤，且符合《金匮要略·胸痹心痛短气病脉证治》条文："胸痹，心中痞气，气结在胸，胸满，胁下逆抢心，枳实薤白桂枝汤主之，人参汤亦主之。"（注：原文中"宋本、俞本、赵本痞气作痞留"为版本说明，非正文内容）其中"胸满，胁下逆抢心"甚符合阵发性胸痛的特征。

但枳实薤白桂枝汤对治太阴阳明太阳合病夹气滞病机，病涉太阳则脉必浮。本案脉象稍浮，但并不完全符合太阳病脉象特征。且枳实薤白桂枝汤证虽有明显气滞病机，其弦脉明显，但本案脉象稍浮而弦，气滞于半表之位，与枳实薤白桂枝汤证所主之气滞于表有所不同，故不宜用。

丹参饮、西洋参三七粉为活血理气之剂，可入于太阴少阳合病，其脉当弦，但左寸当涩，胸口应有刺痛之症，舌下当有怒张之络。本案无瘀血之症可循，与证不符，不可用之。

粗略分析前医所用之汤方，皆因症状而辨，缺少脉理分析。而我们上述脉理分析，如剥葱皮，层层分明，了然入心。

**二诊：2020 年 5 月 24 日。**

"主任，好了大半了，这两天几乎不再胸闷了，我知道您就用小柴胡汤，怎么能治疗我这胸痛？您用药真神！"看着她一边抱着娃，一边感激地诉说，我也宽慰了许多。带娃的娘真不容易啊！

"平脉辨证本来就这么神奇！不能依靠症状来分析，很容易出差错！"我趁机说道。当然了，有效才能这么说。

"嗯嗯！我是真心服了！你这个功夫可要好好传承哦！这脉诊真的神奇！"她又感叹了一番。

**脉诊。**

宏观脉象：六脉稍浮而稍弦。相比一诊，弦脉好转，细有力脉消失。

微观脉象：右关下可及肝脉晕，肝脉晕稍浮起，表面稍绷紧而隆起成弦；左关下可及脾胃脉晕，胃脉晕表面稍绷紧而隆起成弦。相比一诊，稍瘦脉及按之脉气上举有力、久候轻热指感脉均消失。

依据"少阳病：上热气滞，实弦少阳。紧绷隆起成弦滞。上焦轻灼热，中焦瘦营虚"六经判断原则，患者仍为少阳病。病情好转，大方向未变，继续守方服用。

守方：小柴胡汤，5 剂。

本案患者于 2 个月后带朋友来诊，顺便回访。二诊 5 剂药后，病愈，两个月来未再复发，患者从此成了中医迷。

## 回顾病案

本案例为阵发胸痛案例，在中医临床可诊断为胸痹。根据经方应用经验，前医所用瓜蒌薤白半夏汤、枳实薤白桂枝汤均为常用经验有效方，但此患者连续用此两方无效，令人费解。

而丹参饮、西洋参三七粉亦为胸痹常用经验方，针对冠心病和心肌缺血有效，但应用于此患者亦无效。原因何在？

我们通过经方脉法、平脉分析，很快得出少阳病小柴胡汤证的诊断结论，并在二诊的药效中验证了辨证的准确无误。

既然为胸痹，为何用小柴胡汤？若从病论治或从症状论治，极易出错。前医所用方剂均是基于主症特征或疾病归类进行辨证，所用之丹参饮，西洋参三七粉则从冠心病或者心肌缺血、疾病的归类上进行套用药方，显然不可行。

如何高效地辨证诊断？我们认为，经方脉法、平脉辨证，是一条高精准的途径。只要掌握了，辨证的大方向便不会出错。

如何进一步进行精准六经辨证、精准少阳病辨证？以下口诀便是捷径："少阳病：上热气滞，实弦少阳。紧绷隆起成弦滞。上焦轻灼热，中焦瘦营虚。"

# 案三十七　厥阴病：瘦小隆起成弦滞。
# 上焦轻灼热，下焦冰冷寒

厥阴病定义：病位在半表半里、病性反应为阴性的疾病，包含厥阴气滞、上焦阳热、阴血津亏、下焦阳虚寒盛等病机，其中阴血津亏、下焦阳虚寒盛病机则为厥阴病病性反应为阴性的病机部分。厥阴病，上热下寒，寒热夹杂，虚实相间，为其病机特点，也因此千百年来争论不断。

厥阴病宏观脉法口诀："上热下寒，虚弦厥阴。"在此基础上，我们对微观脉法进行完善。

因厥阴病也有气滞病机，并伴阴血津亏。依据"津液虚：小脉阴津亏，纤瘦阴津亏"口诀，厥阴病会出现纤瘦的微观脉象特征，故而有"瘦小隆起成弦滞"的厥阴气滞、阴血津亏微观脉象特征。

同时，厥阴病具有上焦阳热、下焦阳虚寒盛病机，依据寒热病机微观脉象特征"寒性冰冷，热性灼热"，厥阴病应同时具备上述特征，因此出现"上焦轻灼热，下焦冰冷寒"的脉象特征。

依据上述分析，我们完善了厥阴病所有的脉象特征口诀："厥阴病：上热下寒，虚弦厥阴。瘦小隆起成弦滞。上焦轻灼热，下焦冰冷寒。"

为了能让大家更加直观地感受厥阴病脉象特征，我们举例如下。

## 病案举例

笔者曾治一更年期综合征案例。初诊：2021年2月25日。

患者谢某，女，49岁，以"阵发性面部潮热1年余"为主诉来诊。患者49岁，从事会计工作，平时生活条理而严谨。现已闭经1年，感觉生活全乱套了。

第一，烦躁不安。

第二，看谁都不顺眼，而且，1年来，她天天面部潮热，两腮嫣红，如同化妆，自我感觉就像发神经一样。曾就诊于当地三甲医院，服用了1

个多月的雌二醇，潮热、烦躁等症状有所缓解，但浑身上下酸软不适，疲惫不堪。无奈停药，又求诊于中医。曾服用过竹皮大丸、六味地黄汤、知柏地黄汤、小柴胡汤等药方，收效甚微。经人介绍，转诊至我处。

"医生，你看我脸很红吗？这不是化妆，灼热灼热的。"一进门，她迫不及待地说着。这就是她今天的主诉。

"口干吗？烦躁吗？便秘吗？"我一口气问了几个问题。

"之前很烦躁，但现在还好。不便秘。"她言简意赅地回答。

"医生，不是说潮热、烦躁、失眠是更年期的主要症状吗？为什么那些症状都消失了，我这个脸红还在？"她的问题简单而尖锐。

"是的，虽然都是更年期的症状，但它们不一定同步出现，也不一定同步消失。"

"最早出现的就是脸红，后面是烦躁跟失眠。那是不是可以这样理解：最早出现的是最晚消失的？"

"你可以这样理解。"

"怎么说是'我可以这样理解的'，难道您不是这样理解的吗？"这位会计患者真是较真！但较真是会计的本职工作，她却较真到我的工作上来了。

"临床上常常出现这样的现象，但没有大规模的数据表明这是对的。所以我说你可以这样理解，或许是对的。"我非常耐心地进一步解释道。

"您不必对这些这么纠结。来找我，主要是把病治好。"我进一步阐述我的观点。

"是的，是的，您赶紧帮我治疗好吧！这也太痛苦了，做女人真难。"她被我成功地带出了情绪，虽然仍然有些抱怨。

**脉诊。**

宏观脉象：双寸稍浮而弦细无力，双关沉细小无力。

微观脉象：双寸下可及心肺脉晕，肺脉晕形瘦而稍浮起，表面绷紧而隆起成弦，按之脉气上举无力，久候有轻热指感。右关下可及肝脉晕，肝脉晕形瘦小而沉，表面扁而柔软，按之脉气下沉。左关下可及脾胃脉晕，脾胃脉晕形瘦小，胃脉晕表面扁塌而柔软，按之脉气下沉，久候有冰冷指感。

## 经方脉法思路分析本案

宏观脉象：双寸稍浮而弦细无力，双关沉细小无力。

微观脉象：双寸下可及心肺脉晕，心肺脉晕形瘦而稍浮起，心肺脉晕表面绷紧而隆起成弦，按之脉气上举无力。久候有轻热指感。右关下可及肝脉晕，肝脉晕形瘦小而沉，肝脉晕表面扁而柔软，按之脉气下沉。左关下可及脾胃脉晕，脾胃脉晕形瘦小，胃脉晕表面扁塌而柔软，按之脉气下沉。久候有冰冷指感。

依据"半表半里：稍浮病半表"病位判断原则，患者宏观脉象出现稍浮脉，微观脉象见心肺脉晕稍浮起，均表示病位在半表半里。

依据"津液虚：小脉阴津亏，纤瘦阴津亏"病性判断原则，患者宏观脉象出现细小脉，微观脉象见肝、脾、胃脉晕外形瘦小，皆为阴血津亏虚病机。

依据"气滞：气滞弦有力，紧绷隆起成弦滞"病性判断原则，患者宏观脉象出现弦无力脉，微观脉象见心肺形瘦小而表面绷紧隆起成弦，属虚性气滞病机。

依据"寒性冰冷，热性灼热"病性判断原则，患者微观脉象见心肺脉晕，久候有轻热指感，属上焦阳热病机；左关下脾胃脉晕，久候有冰冷指感，属中焦虚寒病机。

再依据"厥阴病：上热下寒，虚弦厥阴。瘦小隆起成弦滞。上焦轻灼热，下焦冰冷寒"六经判断原则，患者出现半表半里病位，又是虚性气滞阳性病机，及阴血津亏虚、上热下寒病机，符合厥阴病诊断原则。

综合以上宏观、微观脉象，患者为厥阴病。依据六经常用经方，符合上述病机的，首选用柴胡桂枝干姜汤。

拟方：柴胡桂枝干姜汤，5剂。

分析至此，我们非常明确，这是属于厥阴病的柴胡桂枝干姜汤证。那前医为何会误诊呢？让我们一一分析前面所用处方（竹皮大丸、六味地黄汤、知柏地黄汤、小柴胡汤）。还好，前面也都是以经方为主。

竹皮大丸。

竹皮大丸为太阳阳明合病方，由太阳表虚证合阳明里热证而成方。有太阳表虚证，当有畏冷汗自出症状。本案仅有面部潮红，并无汗出，其他亦未见明显表虚症状。

为何前医会误辨为阳明里热证呢？

本案出现面部潮红且有灼热感，这种感觉明显为热证。但它仅出现于上焦，并未伴随口干口苦、便秘或烦躁等症状，明显是上焦的阳热，不属于典型的阳明里热证。这种差别很细微，容易出差错。

六味地黄汤、知柏地黄汤。

我们将这两个汤方放在一起讨论，是因为它们的病机方向一致。同样是太阴阳明合病方，只不过知柏地黄汤更偏重于阳明方，有太阴亏虚的一面，自然出现明显的虚证。

本案出现疲惫乏力等虚证，脉象也偏细小，似乎甚是符合。但是，她这种虚证是属于阴血津虚的一面，若不出现虚寒之证，与本案或可相符。然而，实际脉象显示她还有中焦虚寒病机，因此这两方并不完全对症。

知柏地黄汤在六味地黄汤的基础上，更侧重于治疗阳明热，且方中所用清阳明之法用了苦寒之黄柏。黄柏性味苦寒，善行下焦，而本案之热，热在上焦。毫厘之谬，差之千里。

小柴胡汤。

小柴胡汤为少阳病方，与本案之厥阴病方同治半表半里之病位，亦同治气滞病机及上焦阳热。所不同者，在于本案有阴血津亏及下焦虚寒之证，辨在虚寒。本案虽无明显的虚寒症状，但从脉象可辨（左关下可及脾胃脉晕形瘦小，久候有冰冷指感）。细节之处，彰显功力。

从前医的几个方子来分析，前医多次接近厥阴病真相，可惜多次失之交臂，多次被上焦阳热的表象所迷惑，皆因未掌握上热下寒之厥阴病特征本质。

我们所用经方脉法思路辨证，从大方向部署，慢慢细分剥离，逐步展露真相，错误概率大大降低。

且看我们的疗效。

二诊：2021 年 3 月 1 日。

今天门诊，门外特别热闹。好多大姐不会预约，护士逐个帮忙约号。正在纳闷时，护士说，都是那位更年期综合征患者的广场舞伴，她介绍带过来的。

"主任，好很多了，你看！我给你带了这么多朋友来给你看，她们跟我都差不多，都有更年期综合征。"她一边挥手介绍她的朋友，一边感慨：

"找到好医生真不容易啊！"

先把脉。

宏观脉象：双寸稍浮而弦细无力，双关沉细稍无力。与一诊相比，无力脉较前好转。

微观脉象：双寸下可及心肺脉晕，肺脉晕形瘦而稍浮起，表面绷紧而隆起成弦，按之脉气上举无力。久候有稍轻热指感。

右关下可及肝脉晕，肝脉晕形瘦小而沉，表面扁而柔软，按之脉气下沉。

左关下可及脾胃脉晕，脾胃脉晕形瘦小，胃脉晕表面扁塌而柔软，按之脉气下沉。久候有稍冰冷指感。与一诊相比，上焦久候轻热指感及下焦久候冰冷指感均较前好转。

依据"厥阴病：上热下寒，虚弦厥阴。瘦小隆起成弦滞。上焦轻灼热，下焦冰冷寒"六经判断原则，厥阴病大方向依旧，柴胡桂枝干姜汤脉证依旧，守方继进。

拟方：柴胡桂枝干姜汤，5 剂。

同样是更年期综合征，她带来的那些朋友中，奇妙的是，竟然有人符合竹皮大丸、六味地黄汤、知柏地黄汤、小柴胡汤等脉证。

当患者接到朋友的药方时，大吃一惊："这些方不是我之前用的没效果的吗？"

此言一出，四座皆惊。大家面面相觑，疑惑为何开了之前没效果的药方给他们吃。

我不由耐心地解释着中医特色理论——"同病异治"与"异病同治"。他们听后，皆欢喜释怀。看来中医科普任重而道远。


## 回顾病案

本案为更年期综合征案例，此类案例在中医临床中颇为常见。临床治疗上，竹皮大丸、六味地黄汤、知柏地黄汤、小柴胡汤等脉证皆很常见，偏偏本案出奇地无效！

原因何在？

我反复回顾本案，在辨证相对轻松的同时，也在思考前医为何屡屡迈入误区。

第一，经验主义者。这类医者认为常用的竹皮大丸用于更年期综合征大多数有效，而不经辨证屡用之。虽然不会屡用屡误，但碰到较为奇特的患者就无效了！此乃经验主义者的失误。

第二，常有惰性思维，不予精细辨证。这类医者碰到患者大概认为有热证，便断为阳明里热，未思索其可能是半表半里的郁热。碰到两腮晕红，便联想阴虚里热，思考六味地黄汤之类，使用脏腑辨证之法，缺少六经八纲辨证精神。

第三，沦陷于问诊，不关切舌诊、脉诊。这是大多数临床中医医生的弊病。把脉敷衍，重在口问，只会根据问诊所得症状而辨，忘了中医除了问诊还有望、闻、切诊。

要提高辨证论治的精准性，重在脉诊。不要把脉诊沦为四诊之末，而应将其视为四诊的中流砥柱。本案正是依靠经方脉法的思路分析，才得以条理清晰、精准辨证。大家只要掌握六经的脉象口诀，即可精准辨证。

本案完善了六经中厥阴病诊断口诀："厥阴病：上热下寒，虚弦厥阴。瘦小隆起成弦滞。上焦轻灼热，下焦冰冷寒。"

# 案三十八　阳明病：形大饱满有力实。
# 指下灼热热，团块为腑实

阳明病定义：病位在里、病性反应为阳性的疾病，为里实热证。包含着里实证病机与里热证病机。其中里实证病机又分为气滞证、瘀血证、水湿痰饮证及腑实证四小分类；里热证病机可分上焦里热证、中焦里热证、下焦里热证三小分类。不同病机有不同的脉象，对应不同经方。

有了上面定义和概念，大家面对比较深奥的经方原文便不再凌乱。因为大方向之下有小方向，小方向的病机直接指向经方。这样的六经辨证：大方向→小方向→辨方证，一目了然，自然疗效显著。

那相应脉象是什么呢？

我们在宏观脉法的讨论中定下了相应的阳明病宏观脉象口诀："阳明病：里实里热，实大阳明。"对宏观脉象定下大方向，在临床实践中，实性脉象大多数属于阳明病脉，如洪、大、滑、数、疾、实、有力脉。其中大多数脉同时具备脉管径偏大的特征，如洪、大、实脉，脉管径偏大，这都是实性脉的特征，所以我们把"实大"脉作为阳明里实热脉的基础脉象特征。

虽然阳明病宏观脉法口诀对大多数阳明病的诊断起决定性作用，但仍有少数阳明病的诊断出现困难，这就需要微观脉象的补充。

依据阳明病属于里实热证病机的定义，定下实热病机口诀："实热，洪大滑数热，指下有力实。形大饱满有力实，指下灼热热。"我们认为，阳明病具备同样的微观脉象特征。

依据阳明病属于里实热证，病机中分类有腑实病机，定下腑实病机口诀："腑实，腑实尺沉大。肠腑团块为腑实。"我们认为，阳明病亦具备同样的微观脉象特征。

综合以上分析，我们定下了阳明病微观脉象口诀："阳明病，形大饱满有力实。指下灼热热，团块为腑实。"并大量应用于临床验证中。

临床实践表明，上述口诀不但正确而且精准。为了能让大家有个感性的概念，我们特举以下例子，供大家鉴赏。

## 病案举例

笔者曾治窦性心动过速心悸案例。初诊：2022年7月20日。

患者林某，男，44岁，以"持续性心悸半年余"为主诉来诊。

患者在单位身担要职，最近职位变动，工作强度加大，身心紧张。半年来自觉心悸，且持续加重。多次求诊当地某附属（三甲）医院，多次检查心电图均为窦性心律心动过速（心率125次/分钟）。检查甲状腺功能、心肌酶均为正常。服用倍他乐克（酒石酸美托洛尔片）后，心率降到90次/分钟左右，但出现头晕、乏力、嗜睡等症状。停药1天后心率恢复到125次/分钟，但自觉精神较好。多次会诊，医院认为是焦虑症引起，使用抗焦虑药黛力新（氟哌噻吨美利曲辛片）、舒乐安定（艾司唑仑片），服用1周，头晕、疲惫、乏力加重，嗜睡更加明显。无奈转诊中医。中医科相继使用了天王补心丹、归脾丸、真武汤、牛黄清心丸、心宁胶囊等方药，亦未见好转。经人介绍，转诊我处。

初次到门诊，患者取号候诊，整个人显得垂头丧气，疲惫不堪。

"主任好！经朋友介绍我来找您，说您把脉是行内高手！帮我仔细瞧瞧，这是什么问题？大半年了！"到底是身居要职，讲话尽显艺术风采！

"您这是体内阳热很重，导致心率加快，脉体现滑数之脉！"我把完脉，简单地告知了患者基本病情。

"那我疲惫乏力，其他医生说我是虚证，您观点有何不同？"看，专业化的质疑来了。这些人认识的人很多，他往往听取非常多的医生的意见，所以往往举棋不定！

"您从症状体征表现为心悸、疲惫、乏力，从表面上看是虚证。但从脉象来看，虚证必须出现细小、微弱、无力等虚证、阴证脉象。而您出现的脉象是滑数有力。显然，体内气血充足，气有余而化阳热，阳热逼走血脉，而现滑数有力脉。看病跟看其他问题一样，要透过现象看本质！脉象才能显现你体内病机的本质！"我非常耐心且专业地讲述着他的病情。

"名不虚传，非常专业！"患者一听，非常认可地点点头，坚定地说着。

"那用了那么多倍他乐克跟中药怎么会没效果呢？而且反而加重了！"他不禁又疑问道。

"您之前所用的倍他乐克，它降低了您的心率，而您体内有阳热，代谢是旺盛增加的。体内通过加快心率、提高各种基础代谢来排除剩余的热量。而您现在压低心率，剩余的阳热无法外排，自然症状加重！而所开的中药，把实证当作虚证来医，当然南辕北辙，无法达到目标！"我很少这么专业地给患者讲病情，一般是讲给同行或者学员听的。只因为他打破砂锅问到底，所以我只能用专业来回应。

"嗯！嗯！是！是！好，你来定！看怎么处理？"患者不断地点头，非常认可我的说法。

看这一个患者不容易呀！我们来记录一下脉诊及分析过程！

脉诊。

宏观脉象：洪大、滑数而有力脉。

微观脉象：右寸下肺脉晕形大，表面饱满圆隆；左寸下心脉晕外形较大，表面饱满圆隆，心搏有神，搏动幅度大而有力，久候有灼热指感；右关下肝脉晕形大，表面饱满圆隆，久候有灼热指感。

## 经方脉法思路分析本案

脉诊。

宏观脉象：洪大、滑数而有力脉。

微观脉象：右寸下肺脉晕形大，表面饱满圆隆；左寸下心脉晕外形较大，表面饱满圆隆，心搏有神，搏动幅度大而有力，久候有灼热指感；右关下肝脉晕形大，表面饱满圆隆，久候有灼热指感。

依据"实热：洪大滑数热，指下有力实。形大饱满有力实，指下灼热热"病性判断原则，患者宏观脉象见洪大、滑数而有力脉，微观脉象见心、肺、肝脉晕形大饱满圆隆，久候有轻热指感，皆属实热病机。

再依据"阳明病：里实里热，实大阳明。形大饱满有力实。指下灼热热，团块为腑实"六经判断原则，患者出现实热病机，符合阳明病诊断原则。

综合以上宏观、微观脉象，患者为阳明病。

依据六经常用经方，符合上述病机的，首选用白虎汤。

拟方：白虎汤，5 剂。

从经方脉法分析，辨证非常简洁明了。阳明病白虎汤证无疑。

那问题来了！前医为何未用白虎汤？

肯定前医认为没有白虎汤证。

白虎汤证怎么辨？

我们传统认为其有四大症：大汗、大渴、大热、脉洪大。那本案有没有四大证呢？洪大脉有，而余三症之大汗、大渴、大热皆未出现。那拟用白虎汤合适吗？为什么没有其余三症我们敢断用白虎汤？这就是经方脉法中平脉辨证透彻分析给我们的底气。

在回顾和分析前医为患者所开的诸方时，我们可以更清晰地看到辨证方向的重要性。首先，天王补心丹、归脾丸、真武汤三方均为温补之剂，其共同特点是增强机体的正气。然而，在本案中，患者虽表现出疲惫乏力的症状，但脉象却呈现出洪大有力的特点，这明显与虚证脉象（细小、微弱、迟缓、无力之脉）不符。本案脉象洪大有力，体内气血充足，何虚之有？疲惫乏力之虚象只是外在表面现象而已，并非本质！如此辨证，则知道三个温补之方皆为错误。大方向一错，不管用哪一方都是错的。因此，大方向的辨证错误导致了这三方温补之剂的使用不当。

接下来看牛黄清心丸和心宁胶囊。牛黄清心丸虽含有清热解毒的成分，但同时也包含了补气健脾的药物，整体上属于阳明太阴合病的治法。然而，在本案的阳明里热病机下，其"温、补"之法显然与"清、下"之法相悖，加剧了病情。至于心宁胶囊，其理气止痛、活血化瘀的功效与本案无瘀血的病机不符，使用此药，实在令人费解。可能觉得是心脏的问题，这个药方名又叫心宁胶囊吧？显得颇为牵强。

分析前医所用中药诸方，我们的内心会更加坚定，坚定我们的方向是阳明里热，坚定所用之方为白虎汤。

二诊。

患者的心率记录显示了明显的改善，从最初的125次/分钟降至102次/分钟。整体好转很多。患者非常严谨地早、中、晚记录着心率。吃药第二天清晨心率开始缓慢下降，到今天在100次/分钟左右。患者自我感觉良好，不再有明显的心悸。看他神清气爽，精神好很多。

脉诊。

宏观脉象：洪滑、稍数有力脉。与一诊脉象相比，且整体感觉良好，心悸症状明显减轻。脉诊结果显示，大脉消失，数脉好转，心、肺、肝脉晕形大消失，灼热指感减轻，这些都是实热病机好转的迹象。因此，我们决定继续沿用白虎汤的方向，并加入龙骨、牡蛎以加强安神定悸的作用。经过 15 天的治疗，患者的心率恢复正常，20 天后停药，随访 3 个月未复发。

依据"实热：洪大滑数热，指下有力实。形大饱满有力实，指下灼热热"病性判断原则，患者二诊宏观脉象见大脉消失，数脉好转。二诊微观见心、肺、肝脉晕形大消失，灼热指感脉好转，皆属实热病机好转逝象。

实热病机依然属于阳明里热。大方向不变，白虎汤脉证不变。

守方：白虎汤加龙骨、牡蛎，5 剂。

本案予白虎汤的方向治疗 15 天后心率正常，20 天后基本稳定停药。随访 3 个月后未复发。

## 回顾病案

本案是一例典型的窦性心动过速心悸案例。窦性心动过速案例很多人找不到原发原因。亦排除了甲亢等常见心动过速原因。

目前，西医常用的倍他乐克（酒石酸美托洛尔片）类药品可以明显压低心率，但大多数人长期服药，小部分人不良反应明显。本案患者出现疲惫乏力等不良反应，而转诊中医。无奈，前面几位中医所用方药大方向错误，导致疗效平平无奇。我们在辨证准确的基础上，采用经方脉法和平脉辨证方法，能够牢牢把握大方向，实现精准辨证和出奇制胜。

阳明病的宏观脉象（洪、大、滑、数、有力）和微观脉象（形大饱满、灼热指感）均为实性、热性病机的体现。对于部分不明显的宏观脉象，微观脉象成为判断热象和实性病机的重要依据之一。脏腑脉晕形态偏大饱满，是判断实性病机的一个重要依据。如此！阳明病微观脉象就较为完善。

让我们总结完整的阳明病脉象口诀："阳明病：里实里热，实大阳明。形大饱满有力实。指下灼热热，团块为腑实。"

# 案三十九　太阴病：瘦小塌陷无力虚。
## 指下冰冷寒，黏腻水滑痰

太阴病定义：病位在里，病性反应属阴的疾病，为里阴证、里虚寒证的代表，包含着里虚证病机、里寒证病机。其中里虚证病机又分为气虚证、血虚证、阴（津）虚证三小分类；而里寒证病机可分里实寒证、实虚证（阳虚）二小分类。不同病机有不同的脉象特征，主要表现为细、小、微、弱、迟、缓、无力等虚弱脉象。同时，太阴病还常夹有痰饮水湿病机，这在微观脉象上表现为瘦小塌陷、无力虚、指下冰冷寒以及黏腻水滑痰等特征。综合这些脉象特征，我们拟定了太阴病的微观脉法口诀："瘦小塌陷无力虚，指下冰冷寒，黏腻水滑痰。"这一口诀有助于我们更准确地诊断太阴病。

太阴病容易夹痰饮水湿病机。痰饮水湿微观脉法口诀为："黏胶属痰，水滑属饮，黏腻水湿。"我们认为太阴病亦具有同样的微观脉象特征，这还能指导选用合适的经方进行治疗。

因为太阴病为里阴证，里虚寒证喜夹痰饮水湿病机，所以，我们综合虚寒病机及痰饮水湿病机的微观脉象特征，拟定了太阴病的微观脉法特征："瘦小塌陷无力虚。指下冰冷寒，黏腻水滑痰。"

临床实践表明，上述太阴病微观脉法口诀非常正确，尤其在疑难太阴病的诊断中扮演重要角色。

下面案例是我们精选的太阴病案例，供大家鉴赏。

## 病案举例

笔者曾治疗一例慢性结肠炎伴腹泻案例。初诊：2022年9月9日。

患者林某，男，59岁，以"反复腹泻6年"为主诉就诊。患者为退休干部，本应享受滋润的退休生活，却常年受腹泻困扰，痛苦不堪。

简单而言，腹泻症状的疾病并不复杂，多为胃肠消化道疾病。若已排除肿瘤等恶性疾病，通常不应拖延 6 年未愈。况且，作为退休老干部，医疗资源自然不在话下，想必已历经各大名医治疗。

果然，6 年来，他辗转于各高校附属医院、多个三甲医院消化专家门诊及多位名老中医处，均未获治愈！

"没有系统规范地检查吗？"我好奇地问。

"怎么可能没有，几个三甲医院都住过院，能查的都查了！胃肠镜都做了不止 10 次！都说没问题，但就是好不了！"陪同的夫人抢答道。

"有没有出院小结和近期的电子胃肠镜报告单？"

"这一大沓都是他的检查单，这一小叠是我挑的近期的给您看！"还是夫人在回答。我望向患者，他满脸疲惫，满头银发，显出与年龄不相符的苍老，似乎连讲话的欲望都没有了。

"诊断结果都是慢性结肠炎，没有溃疡，也没有息肉、肿瘤。总体情况还好啊！"

"怎么都这样讲？但他每天都拉肚子五六次，生活严重受影响，你看他瘦成什么样了！"

"大便都是不成形的！"

"都是不成形吗？还是水样便？有口渴、咽干、烦躁或怕冷的症状吗？"

"他大便都不成形，但也不是严重的水状。口干、口渴、烦躁、怕冷这些症状都没有。我看他不烦躁，反而要抑郁了！"夫人继续回答。我回头看患者，他一脸淡漠，难道真的抑郁了？这病情折磨久了，不抑郁也快了。

"这是慢性结肠炎，注意饮食控制，规律生活，好好吃中药，会好的。别太过紧张。"我充满信心地安慰道。

"真的会好吗？我看了 6 年了，都没信心了！"患者终于开口，似乎听到"会好"二字，精神振奋了些。

"会好，会好！大多数都能好！我这里不做广告，只做疗效！你是谁介绍过来的？他能好，你也能好！"我继续鼓励他。

"对对对，我们一个同事也是你这边治好的，情况跟我差不多！"患者顿时精神了不少。

"要有信心！他都能好，你怎么会好不了呢？相信自己有这个运气！"

"对对，我看他真好了！这不，我就赶紧来找你了。"他信心大增，对医生的信任是疗效的关键第一步。正所谓"不信者不治"。

脉诊。

宏观脉象：双寸沉迟细脉，双关沉细微，双尺短。

微观脉象：双寸下可及心肺脉晕，心肺脉晕沉下，外形瘦小，且心肺位稍后移（近心端），按之软塌无力，久候有冰冷指感。左关可及脾胃脉晕，脾胃脉形瘦小而沉下，按之软塌无力。双尺可及肠脉晕，形瘦小而沉下，其内可及"水滑黏腻样"异常脉晕指感，久候有冰冷指感。

## 经方脉法思路分析本案

宏观脉象：双寸沉迟细脉。双关沉细微，双尺短。

微观脉象：双寸下可及心肺脉晕，心肺脉晕沉下，外形瘦小，且心肺位稍后移（近心端），按之软塌无力，久候有冰冷指感。左关可及脾胃脉晕，脾胃脉形瘦小而沉下，按之软塌无力。双尺可及肠脉晕，形瘦小而沉下，其内可及"水滑黏腻样"异常脉晕指感，久候有冰冷指感。

依据"里证：沉脉病入里。形沉病入里"病位判断原则，患者宏观脉象为沉脉，微观脉象见心、肺、脾、胃、肠脉晕形瘦小而沉下，病位在里。

依据"虚寒：细小微弱虚，迟缓弦虚寒。瘦小塌陷无力虚，指下冰冷寒"的病性判断原则，患者宏观脉象见沉迟细微脉，微观脉象见心、肺、脾、胃、肠脉晕形瘦小而沉下，按之软塌无力，久候有冰冷指感，均属虚寒病机。

再依据"太阴病：里虚里寒，虚弱太阴。瘦小塌陷无力虚。指下冰冷寒，黏腻水滑痰"的六经判断原则，患者出现里虚寒病机，符合太阴病诊断原则。

依据"痰湿水饮：弦滑携痰饮，软濡黏水湿。黏稠属痰，水滑属饮，黏腻水湿"的病性判断原则，患者微观脉象胃肠脉晕内见"水滑黏腻样"异常脉晕指感，属痰湿水饮病机。

综合以上宏观、微观脉象，患者为太阴病夹水饮病机。依据六经常用经方，符合上述病机的，首选用茯苓四逆汤。

拟方：茯苓四逆汤，5剂。

从经方脉法分析，患者为太阴病夹水饮病机、茯苓四逆汤证。

225

查阅患者所有病历，发现我们所用方药前医并未使用过。接下来，我们分析一下前医所用何方及为何无效。

前医已用处方：参苓白术散、理中汤、四神丸、归脾汤、附子理中汤、乌梅丸、半夏泻心汤等。我们选择经典药方进行分析，其他自拟方略过。

让我们分组分析。

第一组：乌梅丸、半夏泻心汤。

我们将这两个经方放在一起，是因为它们都属于厥阴病方剂。厥阴病必须有上寒下热、虚寒夹杂的特征病机。本患者明显为下虚寒病症，未见明显实热或虚热相关症状与体征。既无口干口苦，也无烦躁失眠、肛门灼热等症状，更无舌红苔黄、脉洪大等舌脉症状，显然，并非厥阴病，所用厥阴病方自然无效。

第二组：参苓白术散、理中汤、归脾汤。

我们将其放在一起，是因为这 3 个经方都属于太阴病方剂。我们上述的诊断也属于太阴病范畴。那么，为什么这 3 个经方没有被选用呢？显然，大方向是正确的。可选吗？既然大方向无误，理论上它们也列入可选范围。但问题在于，这 3 个经方主要针对太阴病中的里虚、气虚，而非里虚寒的病机。尽管大方向一致，但具体病机对应上却存在偏差。它们或许能带来一定疗效，但很难达到显著或高效的治疗效果。

第三组：附子理中汤、四神丸。

实际上，这两个处方与上述病机最为接近，已切入太阴里虚寒的病机范畴。因此，这样的处方自然有效。可惜的是，患者当初仅服用了一个星期，第二个星期便放弃了。当然，初期的疗效是显而易见的，只是未能达到患者的心理预期。

那我们为何选择茯苓四逆汤呢？

实际上，很少有人选择茯苓四逆汤来治疗腹泻病。但我们不拘泥于常规，牢牢把握脉象这一核心依据，灵活选用方剂。

茯苓四逆汤同样属于太阴病方，但与其他太阴病方的不同之处在于，它针对的是太阴病夹水饮的病机。

选方与病机需高度契合，方能迅速见效！分析得再好，最终还需疗效说话。且看二诊情况。

**二诊：** 2022 年 9 月 14 日。

"主任，真神啊！中医真是高手在民间呀！"患者显得非常兴奋，赞不绝口。

二诊患者的疗效及其肯定，也验证了我们之前所有的分析。在临床中，一切以疗效为归旨。

**脉诊。**

宏观脉象：双寸沉细脉，双关沉细微。与一诊脉象相比，迟脉及尺短脉已消失。

微观脉象：双寸下可及心肺脉晕，心肺脉晕沉下，外形瘦小，心肺位稍后移（近心端），按之软塌无力，久候有轻微冰冷指感。左关可及脾胃脉晕，脾胃脉形瘦小而沉下，按之软塌无力。双尺可及肠脉晕，形瘦小而沉下，其内可及"水滑黏腻样"异常脉晕指感，久候有轻微冰冷指感。与一诊脉象相比，冰冷指感脉象明显好转。

依据"虚寒：细小微弱虚，迟缓弦虚寒。瘦小塌陷无力虚，指下冰冷寒"的病性判断原则，患者二诊宏观脉象迟脉及尺短脉消失，微观脉象见心冰冷指感脉象明显好转，均表明虚寒病机有所好转。

从二诊的整体分析来看，太阴病夹水饮病机方向未变，但整体状况已有改善。守方未变。

拟方：茯苓四逆汤重用附子，5 剂。

重用附子是为了进一步温散太阴之阴寒。

**三诊：** 2022 年 9 月 19 日。

"主任，好太多了，现在 1 天只拉 1 次，大便也基本成形了。我给您介绍几个朋友来，高手在民间啊！中医要好好地传承啊！"患者的讲话充满高度，且看他这两次复诊后，再也不见抑郁之态，精神焕发，整个人神清气爽。

**脉诊。**

宏观脉象：双寸细脉，双关细。与二诊脉象相比，沉、微脉已消失。

微观脉象：双寸下可及心肺脉晕，外形稍瘦；左关可及脾胃脉晕，脾胃脉形瘦，按之稍软；双尺可及肠脉晕，形稍瘦，其内可及少量"水滑黏腻样"异常脉晕指感。与二诊脉象相比，脏腑脉晕沉下、瘦小、软塌无力等多已消失，冰冷指感脉象消失，"水滑黏腻样"也有所好转。

依据"虚寒：细小微弱虚，迟缓弦虚寒。瘦小塌陷无力虚，指下冰冷寒"的病性判断原则，患者三诊宏观脉象沉、微脉消失，微观脉象脏腑脉晕沉下、瘦小、软塌无力等多已消失，冰冷指感脉象消失，"水滑黏腻样"好转，均表明虚寒病机明显好转。

从三诊的整体分析来看，太阴病夹水饮病机方向未变，但整体状况已明显好转。守方继进 5 剂以善后。

## 回顾病案

本案为慢性结肠炎伴腹泻案例，亦是临床常见病例，患者常表现为腹痛、腹泻等症状。此病作为慢性病，往往迁延日久，本案已拖延 6 年之久。在我们近 1 个月的治疗下，患者逐渐痊愈。

实际上，慢性结肠炎的中医治疗并不困难，临床上大多数人都能获得痊愈。本案经过治疗，也已痊愈。但值得注意的是，本案所用之方，并非常用的归脾汤、乌梅丸、参苓白术散等，而是基于平脉辨证的原则精心选定的。

本案前面已提及太阴病的定义及分类，各分类具有相应的脉象特征，读者可参阅《经方脉法》中的相关篇幅以深入了解。

本案向大家展示了在宏观、微观脉法的口诀指引下，太阴病无所遁形。在平脉辨证的精准指导下，疗效显著。

最后，我们再次总结太阴病脉法口诀："太阴病：里虚里寒，虚弱太阴。瘦小塌陷无力虚，指下冰冷寒，黏腻水滑痰。"

# 经方脉法微观脉法诊断大方向口诀简版

## 四大病机：虚、实、寒、热

### 寒热虚实特征（大方向脉象）

寒：寒性收引，寒性下沉。寒饮冰冷，寒凝迟缓。

热：热性涨大，热性升腾。热灼红肿，洪数有力。

虚：虚性不足，虚性软陷。虚性沉衰，虚弱无力。

实：实性有余，实性旺盛。积滞亢进，实大刚硬。

**寒性冰冷，热性灼热。实大有余，虚小不足。**

**十二类：实热、实寒、虚寒、虚热、气滞、血瘀、痰湿水饮、食积、腑实、气虚、血虚、津液虚。**

实热：洪大滑数热，指下有力实。形大饱满有力实，指下灼热热。

实寒：弦紧大实寒，缓而有力实。形大饱满有力实，指下冰冷寒。

虚寒：细小微弱虚，迟缓弦虚寒。瘦小塌陷无力虚，指下冰冷寒。

虚热：细小虚弱虚，疾数无力热。瘦小塌陷无力虚，指下灼热热。

气滞：气滞弦有力，紧绷隆起成弦滞。

血瘀：涩脉主瘀血，颗粒粗糙主瘀血。

痰湿水饮：弦滑携痰饮，软濡黏水湿。黏胶属痰，水滑属饮，黏腻水湿。

食积：食积关浮涩，颗粒黏腻胃积食，

腑实：腑实尺沉大，肠腑团块为腑实。

气虚：虚软无力气，塌陷无力气虚弱。

血虚：细小血中虚，瘦小血中虚。

津液虚：小脉阴津亏，纤瘦阴津亏。

**六经（太阳、阳明、少阳、太阴、少阴、厥阴）**

**六经病机脉象大方向**

太阳病：表实表虚，实浮太阳。人体外层皆为表。瘦软无力虚，实硬有力实。

少阴病：表虚寒者，虚浮少阴。人体外层皆为表。纤细柔软虚，塌陷冰冷寒。

少阳病：上热气滞，实弦少阳。紧绷隆起成弦滞。上焦轻灼热，中焦瘦营虚。

厥阴病：上热下寒，虚弦厥阴。瘦小隆起成弦滞。上焦轻灼热，下焦冰冷寒。

阳明病：里实里热，实大阳明。形大饱满有力实。指下灼热热，团块为腑实。

太阴病：里虚里寒，虚弱太阴。瘦小塌陷无力虚。指下冰冷寒，黏腻水滑痰。

**病位病机：表证、里证、半表半里。**

表证：浮脉病在表。脏浮病在表。

里证：沉脉病入里。形沉病入里。

半表半里：稍浮病半表。

**三焦对应：病在上焦应双寸，病在中焦应双关，病在下焦应双尺。**

病在上焦隔心肺，病在中焦肝脾胃，病在下焦肾与肠。

左寸应心，右寸肺。

左关脾胃，右肝胆。

左尺肾精，右命门。


# 常用经方

太阳病：麻黄汤，葛根汤，桂枝汤，麻杏石甘汤，麻黄连翘赤小豆汤，黄芪桂枝五物汤。

少阴病：桂枝加附子汤，麻黄附子甘草汤。

少阳病：小柴胡汤，四逆散，黄芩汤，柴胡桂枝汤。

厥阴病：柴胡桂枝干姜汤，半夏泻心汤，甘草泻心汤，乌梅丸，黄连汤，温经汤，肾气丸。

阳明病：里热：白虎汤，泻心汤，茵陈蒿汤，栀子豉汤，白头翁汤。

里实：大承气汤，小承气汤，调胃承气汤，厚朴三物汤，麻子仁丸；下瘀血汤，桃核承气汤，大黄牡丹汤，抵当汤，大黄䗪虫丸；大陷胸汤，小陷胸汤，己椒苈黄丸，葶苈大枣泻肺汤，《千金》苇茎汤，猪苓汤。

太阴病：里实寒：理中丸、大建中汤、吴茱萸汤、甘草干姜汤、桃花汤、苓甘五味姜辛汤、瓜蒌薤白半夏汤、瓜蒌薤白白酒汤、枳实薤白桂枝汤。

里虚寒：四逆汤、通脉四逆汤、四逆加人参汤、附子汤、茯苓四逆汤。

里虚：气虚（厚朴生姜甘草人参汤、旋覆代赭汤、茯苓饮、枳术丸、泽泻汤、猪苓散、茯苓杏仁甘草汤、肾着汤），血虚（芍药甘草汤、甘草小麦大枣汤、当归芍药散），阴虚（芎归胶艾汤、酸枣仁汤、麦门冬汤）